BIBLIOTHÈQUE
D'ANTHROPOLOGIE CRIMINELLE ET DES SCIENCES PÉNALES

# DES
# BLESSURES DE LA MATRICE
DANS LES
# MANŒUVRES CRIMINELLES ABORTIVES

PAR

**le Dr G. MARSAIS**

Médecin stagiaire au Val-de-Grâce

« ... [illegible]
[illegible] »
[illegible]

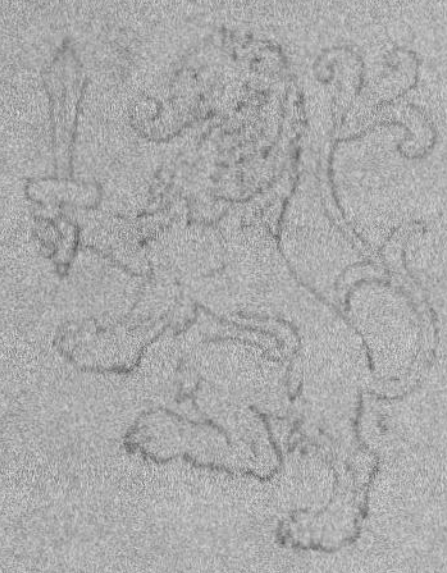

LYON
A. STORCK, IMPRIMEUR-ÉDITEUR
Rue de l'Hôtel-de-Ville, 78

1890

# DES BLESSURES DE LA MATRICE

# DANS LES MANŒUVRES CRIMINELLES ABORTIVES

BIBLIOTHÈQUE
D'ANTHROPOLOGIE CRIMINELLE ET DES SCIENCES PÉNALES

---

# DES
# BLESSURES DE LA MATRICE
DANS LES
# MANŒUVRES CRIMINELLES ABORTIVES

PAR
**le Dr G. MARSAIS**
*Médecin stagiaire au Val de Grâce*



« ... Teneræ faciunt sed non impune puellæ :
Sæpe, suos utero quæ necat, ipsa perit »
(OVIDE, *des Amours*, 14 Élég.)

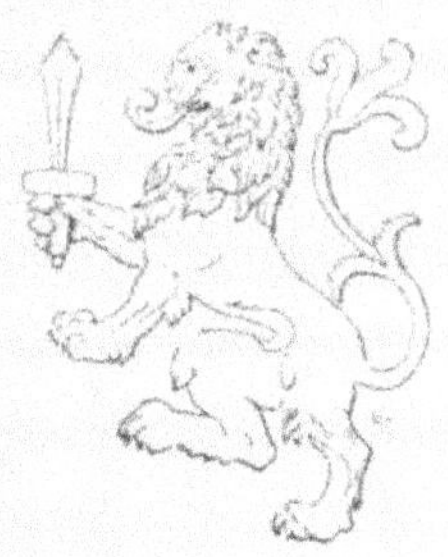

LYON
A. STORCK, IMPRIMEUR-ÉDITEUR
Rue de l'Hôtel-de-Ville, 78
1890

# INTRODUCTION

—

Le sujet que nous allons essayer de traiter n'est pas nouveau. Des notes et des observations nombreuses ont été publiées; de savantes monographies ont été écrites; de mémorables discussions ont eu lieu. Nous avons lu avec attention tous ces travaux et nous avons été frappé des variations qu'on rencontre chez les auteurs sur différents points. On s'est trop pressé de tirer des conclusions absolues de certaines lésions macroscopiques que l'on considérait d'emblée comme accidentelles, sans tenir compte de lésions anatomo-pathologiques, parfois si semblables aux premières qu'il est souvent difficile au praticien ou à l'expert d'en affirmer la nature.

C'est à établir les limites qui séparent ces lésions spontanée d'ordre pathologique, de ces autres lésions véritablement accidentelles ou d'ordre criminel qui, seules, intéressent le médecin légiste, que nous allons travailler.

Nous n'avons pas la prétention d'y réussir ; il y aura beaucoup de lacunes dans notre essai, pas assez de faits nets et précis pour justifier notre manière de voir. Quoi qu'il en soit nous n'avons pas hésité, persuadé de trouver la bienveillance que comportent la difficulté et l'appréhension qui président toujours à un premier travail.

C'est Monsieur le Professeur Lacassagne, qui a bien voulu nous donner l'idée de cette thèse. C'est lui, qui a guidé nos premiers pas dans cette étude et qui a si généreusement mis à notre disposition les richesses de sa bibliothèque. Qu'il reçoive ici l'assurance la plus sincère de notre profonde reconnaissance.

N'oublions pas Monsieur le Dr Henry Coutagne, médecin expert, chef des travaux de médecine légale à la Faculté de Médecine de Lyon, qui nous a aidé de ses conseils, et auprès de qui nous avons toujours rencontré le plus bienveillant accueil.

Remercions également nos amis les docteurs Edmond Coup, Visbecq, Bonnet et Vallet, qui nous ont apporté les secours de leur connaissance approfondie des langues étrangères.

Le plan que nous avons adopté est le suivant : après un historique sommaire de la question, nous nous occuperons, dans un premier chapitre, de définir l'avortement et de bien différencier l'avortement spontané, accidentel, de l'avortement provoqué, scientifique, légal, et de l'avorte-criminel.

Laissant alors de côté les deux premiers pour ne retenir que le troisième, nous étudierons dans un second chapitre les causes morales de l'avortement et les différentes manœuvres abortives. Nous passerons légèrement sur les manœuvres indirectes, thérapeutiques ou médicales qui ne laissent souvent pas de traces et paraissent d'ailleurs la plupart du temps inefficaces pour insister tout particulièrement sur les manœuvres directes, violentes ou chirurgicales qui se traduisent alors le plus souvent par des désordres graves portant sur les organes génitaux, parfois même sur le fœtus.

Dans un troisième chapitre, nous chercherons à établir dans quelle mesure ces manœuvres directes peuvent rester inoffensives, sinon pour l'enfant, du moins pour la mère et passer ainsi inaperçues; nous essayerons de montrer les caractères propres des lésions qu'elles entraînent presque fatalement à leur suite, caractères qui les différencieront des lésions spontanées pathologiques et qui pourront servir de base au praticien aux prises avec l'expertise.

Enfin, après un exposé aussi étendu que possible des observations que nous avons pu recueillir et qui viennent à l'appui des faits que nous avançons, il ne nous restera qu'à formuler les conclusions qui termineront notre travail.

---

# HISTORIQUE

—

Avant d'en faire une question d'ordre médico-légal, les auteurs qui se sont occupés des ruptures de l'utérus gravide n'ont vu, dès le début, qu'une étude portant sur une des branches de l'art obstétrical ou gynécologique. Aussi les premiers cas que l'on trouve enregistrés dans la science, ont-ils trait, à des grossesses dans des utérus anormaux, soit bifides, soit à cornes distinctes. Ce n'est qu'à la fin du XVIII^e siècle et au commencement du XIX^e, qu'on voit publier çà et là quelques observations plus ou moins complètes de ruptures d'utérus normaux dont les premières en date semblent être celles de Mauritanœus Cordœus (1709), d'Alberti (1730), de Crouzit (1823), et de Baxter (1825). Puis paraissent les mémoires de Breschet et de Ménière sur les grossesses extra-utérines interstitielles avec rupture de l'utérus gravide comme conséquence presque inévitable. En 1834, Tacheron rapporte une observation très intéressante d'avortement déterminé par l'introduction dans la matrice d'un instrument vulnérant et piquant : il constate une métrite des plus intenses suivie d'une mort presque subite. En 1836, nous trouvons l'histoire des ruptures et des déchirures de l'utérus, du vagin et du périnée par Duparcque.

Dès lors, la question entre dans une voie meilleure : l'élan a été donné, et les auteurs, jusque là indifférents, s'empressent de consigner précieusement et de critiquer les observations que le hasard leur présente. Tels : Devergie (1838), Pascoe (1852), Chapin (1853 et 1877); Stoer (1853, 1859 et 1866); William-Reid (1858); Fumel (1863); Buckingham (1867); Crothers (1871 et 1872); Gay (1872); Thunas (1873).

Nous signalerons alors, en suivant toujours l'ordre chronologique que nous avons adopté, un mémoire de Leblond (1875). Cet auteur se place au point de vue de l'intégrité des membranes dans l'avortement; puis, s'occupant de l'avortement spontané dans les premiers mois de la grossesse, il en arrive à rechercher la valeur médico-légale de l'intégrité des membranes dans l'avortement criminel; c'est donc, dans l'espèce, un travail du plus haut intérêt.

En 1876, Gallard développe, à la Société de médecine légale de France, un long rapport sur l'avortement criminel dans les premiers mois de la grossesse, rapport qui donne lieu à de nombreuses discussions et qui lui fournit plus tard (1878), l'occasion d'écrire une excellente monographie sur l'avortement au point de vue médico-légal.

Il nous faut citer aussi, comme appartenant à la même époque, plusieurs observations de Bryan et Franklin (1876); Rolles et Schimoneck (1877); Chenoweth (1879).

La même année, Gallard reprend la question et nous avons de lui une observation des plus intéressantes d'avortement par injection d'eau dans la matrice.

Cette question des ruptures utérines pendant la grossesse et de leur rapport avec l'avortement criminel a été bien étudiée par le docteur Henry Coutagne, dans un travail fait au laboratoire de médecine légale de la Faculté de Médecine de Lyon et qui a paru dans le *Lyon-Médical* en 1882 Il présente quatorze cas de ruptures, de causes précisées peu rigoureusement, survenues dans les premiers mois de la grossesse.

En 1883, Bayer et Draper s'occupent, le premier, des ruptures cervico-vaginales et de leur signification au point de vue médico-légal; le second, de la mort subite par pénétration de l'air dans les veines utérines. On publie en même temps en Italie, sous la signature du professeur Ziino, un traité de médecine-légale qui contient une étude assez complète de l'avortement criminel.

Nous avons aussi à citer le thèse inaugurale du Dr Léon Galliot, qui a pour titre: « Recherches historiques, ethnographiques et medico-légales sur l'avortement criminel. » Elle date de 1884 et elle a été faite au laboratoire de Médecine Légale de la Faculté de Médecine de Lyon.

Lesser, de Berlin, présente à l'Association des médecins d'Etat, en septembre 1885, un mémoire sur quelques blessures des parties génitales pour la provocation d'avortement au moyen d'instruments. Il fournit onze observations et il réunit vingt-huit cas analogues puisés dans la littérature médicale de ces vingt dernières années.

L'article « Utérus » du Dictionnaire de Jaccoud est dû M. le Dr Charpentier et a été écrit en 1886.

Winter en 1886, Maschka et Kob, Lewers et Richardière en 1887 signalent de nouveaux faits, toujours dans le même ordre d'idées.

Brouardel et Laugier en 1888 apportent leur talent à

l'étude de la question qui fait, d'ailleurs, l'objet de la thèse inaugurale d'Adolf Lœwy, de Breslau.

Monsieur le Professeur Lacassagne publie en 1889 une observation très développée, accompagnée d'une note complémentaire sur les ruptures de la matrice consécutives à des manœuvres abortives.

La même année Schiller nous montre la responsabilité de la sage-femme dans un rapport médicolégal qu'il a lieu de faire, à propos d'un cas de rupture de la matrice.

Terminons enfin cet exposé rapide, mais consciencieux de l'historique de la question en prononçant avec respect le nom de Tardieu, dont l'étude médico-légale sur l'avortement, travail à jamais mémorable, n'est que le témoignage vivant de la sagacité du maître.

---

# CHAPITRE I.

—

Les avortements peuvent être classés en deux grandes catégories :

*1° Avortements spontanés ;*
*2° Avortements provoqués.*

L'*avortement spontané* est caractérisé par l'expulsion du produit de la conception avant le terme de la viabilité, c'est-à-dire avant le sixième mois de la grossesse. On peut le subdiviser en :

*a). — Avortement spontané vrai ;*
*b). — Avortement accidentel.*

Les mots sont ici assez explicites par eux-mêmes pour qu'il soit inutile de développer davantage.

Quant à l'*avortement provoqué*, c'est l'expulsion du produit de la conception avant le terme de la viabilité fœtale, c'est-à-dire avant la fin du sixième mois de la grossesse, mais l'expulsion due à l'intervention de moyens particuliers.

Et alors, de deux choses l'une : ou il s'agit d'un accoucheur qui se trouve contraint, par des conditions scientifiques que nous n'avons pas à analyser mais qui ne permettent pas de transiger, de sacrifier la vie du fœtus à l'existence de la mère fortement compromise ; ou il s'agit, au contraire, d'une malheureuse qui demande au crime le moyen d'échapper et de se soustraire aux conséquences de la faute commise et aux devoirsque son rôle de mère et la société lui imposent envers son enfant. Dans le premier cas, c'est l'avortement provoqué, scientifique, légal ; dans le second, c'est l'avortement criminel.

On peut donc, avec Tardieu, (1) définir l'avortement criminel : « L'expulsion prématurée, violemment provoquée « du produit de la conception, indépendamment de toutes « les circonstances d'âge, de viabilité et même de forme « régulière. »

Avec M. le Professeur Lacassagne (2) nous dirons plus simplement que c'est : « L'expulsion avant terme du « produit de la conception, par suite de manœuvres « criminelles. Le crime n'est pas constitué par l'état « dans lequel se trouve le produit, mais par son issue « volontairement provoquée avant l'époque naturelle. »

Mais si bonne que soit cette définition elle ne laisse pas que d'être encore très incomplète. Aussi M. le Professeur Laccassagne a-t-il jugé bon de dire que c'est : « L'intervention volontaire ou violente par des manœuvres « portant sur les organes génitaux de la femme enceinte « ou par des substances ingérées dont l'action directe ou « consécutive porte sur l'existence du produit de la « conception. Cette intervention détermine la mort ou « l'expulsion du produit de la conception, modifie ou « suspend le cours normal de la grossesse (3). »

(1) Tardieu. — *Etude médico-légale sur l'avortement.*

(2) Lacassagne. — *Précis de Médecine judiciaire.*

(3) Lacassagne. — *Arch. de l'Antropologie criminelle*, 1889.

L'avortement spontané n'est grave et ne peut devenir mortel que dans des circonstances exceptionnelles et extrêmement rares. Quant à l'avortement criminel (et ici, nous ne pouvons résister au désir de reproduire l'admirable page de Tardieu (1), c'est « une opération brutale, faite « clandestinement, à la hâte, sans conseils, sans aides, « sans préparation, par une main souvent inhabile ou « tremblante sous l'influence du crime qu'elle commet; « opération qui ne peut être comparée à l'avortement « provoqué, opération méditée dans le silence du cabinet, « et dans laquelle le chirurgien combine tous les moyens « propres à lui assurer le succès et l'innocuité pour la femme « qu'il y prépare autant que possible de longue main. »

---

(1) Tardieu. — Op. cit.

## CHAPITRE II

---

L'avortement a ses causes premières dans la brutalité des passions de l'homme, dans la faiblesse organique et morale de la femme. Mais, indépendamment de ces causes générales, il en est d'autres qui agissent d'une façon plus particulière sur la femme.

Le premier pas de la jeune fille dans la voie qui conduit au crime est presque toujours un amour que ne vient pas consacrer le mariage, un amour trompé. Elle se livre avec bonne foi à celui qu'elle nomme son amant, mot magique que les romans lui ont présenté si plein de charmes. Une première faute commise, l'enfant fuit la famille, véritablement possédée de ce désir de l'inconnu qui l'attire et très souvent aussi chassée de chez elle par le remords et la honte. D'autres fois, trouvant en elle assez de force de caractère pour rester au milieu de ses parents, elle comprend bientôt la profondeur de l'abîme qui s'est ouvert sous ses pieds et, dès lors, sa seule préoccupation est de chercher à s'y soustraire. Dans de pareilles circonstances, le crime serait excusable s'il était de ceux qui peuvent l'être. Mais il n'en est rien : et, s'il est permis de plaindre la malheureuse qui n'a pas su résister à une séduction plus ou moins habile, il appartient aussi à la société de punir, et de punir très sévèrement, pour faire exemple et montrer à la fois l'énormité de la faute par l'éclat du châtiment.

Dans un autre ordre d'idées, nous envisagerons l'avortement dans l'adultère. Là, c'est tout différent : ce n'est plus la réputation d'une personne qui est en jeu, mais le bon renom et l'honneur de toute une famille. Certes, comme dans le cas précédent, la faute est grave, et terribles en sont les conséquences. Il n'en est pas moins vrai, cependant, que la malheureuse qui demande au crime le moyen d'éviter le mépris et la désapprobation qui l'attendent est encore plus coupable que la jeune fille de tout à l'heure : celle-ci avait pour elle l'excuse de l'innocence trompée; celle-là apporte devant ses juges l'expérience qu'elle a puisée dans son apprentissage du mariage. Elle se condamne ainsi elle-même.

Mais si blâmables que soient la fille-mère et la femme adultère, plus coupable encore est la femme mariée qui vit à côté de son époux, entourée de l'estime et de la considération de tous. Quel mobile peut bien la pousser ou plutôt quel mobile peut bien pousser ces deux conjoints à détruire un produit de conception, résultat de leurs communs efforts? Serait-ce l'indigence? Ce pourrait être, mais nous ne le croyons pas, les avortements s'observant plutôt dans la classe sinon riche, du moins aisée; car, il est notoire que les familles pauvres sont généralement les plus nombreuses. Dès lors, que reste-t-il? Une simple question d'égoïsme! Ne pas avoir d'enfants ou ne plus en avoir, pour éviter les charges et les soucis qu'ils entraînent à leur suite, et pouvoir mieux jouir ainsi et plus librement de l'existence.

Là, c'est le crime dans toute son horreur, le crime à deux, décidé et combiné : comment admettre, en effet, que le mari demeure étranger à la détermination prise par sa femme, quand elle est aussi grave, étant donné ses terribles conséquences. Pour des gens si misérables et bravant avec tant d'audace les lois les plus élémentaires de l'humanité, on ne saurait avoir trop de mépris; la société ne saurait se montrer trop sévère.

Telles sont, à notre avis, les trois grandes causes de l'avortement criminel envisagé au point de vue psychologique, ou tout au moins les circonstances qui le provoquent le plus habituellement : la réputation d'une personne; l'honneur d'une famille; l'indigence ou l'égoïsme.

Peut-être nous eût-il fallu parler aussi de la fille publique et de la courtisane? Mais nous aurions craint de sortir du cadre que nous nous sommes tracé en nous étendant davantage; et d'ailleurs, dans ces cas, l'avortement cède souvent le pas à l'abandon et à l'infanticide.

Ceci dit, examinons maintenant quand et comment se fait l'avortement.

Une statistique, empruntée au mémoire de Tardieu, (1) que nous reproduisons ici, et portant sur 71 cas, nous renseigne sur le premier point :

*Statistique portant sur 71 cas :*

24 de 1 à 3 mois
32 de 3 à 6 mois
15 après le sixième mois

71

(1) Tardieu, *Op. cit.*

Il est permis de faire observer que ce résultat est tout à fait en rapport avec les données physiologiques : la femme, avant d'en venir à cette extrémité coupable, ne doit-elle pas attendre une certitude qu'elle ne peut guère avoir avant le troisième mois ; et, d'une autre part, ne trouve-t-elle pas vers le cinquième mois, dans les mouvements de son enfant, un frein moral bien fait pour l'arrêter.

Mais elle est décidée, sa détermination est prise : que va-t-elle faire ? La malheureuse va d'abord chercher à accomplir elle-même cet acte qu'elle sent mauvais et condamnable, en dehors même de toute éducation, jusqu'au moment où, témoin de son impuissance et voyant approcher avec terreur le jour qui doit la dénoncer au mépris public, elle devra se livrer et s'abandonner entre des mains criminelles. En d'autres termes, elle parcourra tout le cycle des manœuvres abortives, commençant par les plus douces et les plus inoffensives pour terminer fatalement par les plus pénibles, mais aussi les plus dangereuses.

Les *manœuvres abortives* ou moyens de pratiquer les avortements, ont été classées, en effet, et de tout temps, en deux grandes catégories :

a). — Les *manœuvres indirectes* ou *adventives ;*

b). — Les *manœuvres directes*.

Les *manœuvres adventives* sont souvent combinées à l'action directe que l'avorteur cherche à masquer aux yeux de sa malheureuse victime. Que de femmes, selon nous, qui préféreraient supporter plus tard le poids de leur faute si elles savaient ne pas devoir s'en tenir à l'absorption d'un simple breuvage ; car, sont nombreuses les femmes qui mesurent la gravité de leur crime à l'importance des moyens employés pour le commettre.

Comme constituant ces moyens indirects de provoquer l'avortement nous avons surtout à citer les infusions d'herbes, les breuvages : ils sont aussi nombreux qu'impuissants et l'arsenal médical des avorteurs comporte comme les plus actifs : l'*if*, la *sabine*, la *rue*, *l'ergot de seigle*. Nous pourrions y ajouter l'*iode* qui paraît jouir, jusqu'à un certain point, de propriétés abortives. Mais, nous dit Ollivier d'Angers : « *Cette action spéciale de* « *certaines substances médicamenteuses, dites abor-* « *tives, est encore, à mon avis, bien loin d'être dé-* « *montrée.* »

En dehors de ces moyens purement médicaux, les manœuvres indirectes comprennent une série d'actes déjà plus accusés et qui tendent de plus en plus à la force et à la violence. Tels : les *demi-bains* et *bains entiers ;* les *émissions sanguines* générales ou locales; la *compression du ventre;* les *exercices forcés:* les *fatigues* ou *chutes volontaires*. On conçoit très bien que, dans de semblables conditions, l'intéressée puisse arriver à ses fins. Encore n'y a-t-il rien de précis et de sûr et lui faut-il pour réussir un concours très favorable de circonstances qui peuvent parfaitement lui manquer et lui manqueront souvent. Il y a là comme une chaîne dont tous les anneaux doivent être solidement fixés : que l'un d'eux vienne à se rompre et tout se sépare, tout se disjoint : il n'en reste souvent que des dangers plus ou moins certains, des accidents plus ou moins graves.

Les *manœuvres directes* pour provoquer l'avortement sont de beaucoup les plus efficaces, pour ne pas dire les seules efficaces. Elles laissent ou ne laissent pas de traces, mais l'expert est bien rarement à bout de ressources, étant donné qu'elles consistent toujours en opérations plus ou moins simples, plus ou moins grossières pratiquées sur la matrice. En général, il s'agit de l'introduction d'un corps étranger dans l'utérus et de lésions portant sur les membranes qui entourent le fœtus.

Mais avant de faire l'énumération des différents instruments qui sont le plus habituellement employés il est bon d'envisager dans son ensemble la pratique de l'avortement et d'en montrer les différentes phases.

Nous avons vu tout à l'heure les tentatives personnelles de la malheureuse qui essaye d'entourer son crime d'ombre et de mystère : c'est la *phase médicale, thérapeutique*. Mais nous avons vu aussi l'impuissance et l'inutilité de tous ses efforts. Dès lors nous assistons à la *première entrevue* avec l'avorteur ou mieux l'avorteuse. Et, c'est une chose bien pénible à dire et surtout à avouer, qu'il se rencontre des gens de l'art, bien rarement des docteurs, c'est vrai, mais la plupart du temps des sage-femmes qui, reniant la grandeur de leur titre et la noblesse de leur profession, ne craignent pas de déshonorer le corps auquel ils appartiennent en se faisant les complices d'actes aussi condamnables. Ensuite, c'est le *débat du marché* et l'affaire une fois conclue, la malheureuse qui s'est ainsi livrée n'est plus qu'un être absolument passif et résigné ; c'est la *chose* de la sage-femme. Celle-ci l'entoure et la subjugue au moyen des ruses et des roueries habituelles, cachant sa pratique véritable sous des apparences trompeuses, de peur d'effrayer sa victime et de laisser ainsi échapper sa proie. Ce sont les touchers antérieurs ordinaires, ceux-là purement inoffensifs; puis des touchers avec le doigt accompagnant, tout en le dissimulant, l'instrument perforateur des membranes. Ajoutons que le plus souvent la femme est dans la station debout. C'est là l'essence même du crime, car l'avortement ne peut se faire que bien rarement par l'introduction du doigt seul dans l'utérus, puisqu'il exige alors un degré de grossesse assez avancé pour avoir une dilatation suffisante du col.

Il faut donc le plus souvent un instrument, un corps étranger : il sera aussi simple que variable. La plupart du temps, cependant, on se sera servi de *tringles de rideaux*, d'*aiguilles à tricoter*, de *baguettes de bois* ou de *fer*, de *plumes d'oie;* quelquefois le spéculum étant en place on introduira dans la matrice un *stylet mousse* ou *piquant*, une *sonde* en gomme ou en caoutchouc durci, *sonde métallique*, *sonde d'homme*, en général. Une *éponge* introduite à sec dans le col constituera aussi un excellent moyen, mais moins habituellement employé.

Enfin, dans un autre ordre d'idées, il aura été fait des *injections intra-utérines* à l'aide d'une seringue ou d'un irrigateur muni d'une longue canule droite ou faiblement recourbée; injections d'eau très froide ou très chaude; injections d'eau additionnée souvent de matières irritantes telles que savon, vin de quinquina, ergot de seigle. Disons de suite que ces injections intra-utérines agissent bien plus comme agents mécaniques et chirurgicaux que comme conducteurs de substances abortives.

Telles sont les différentes manœuvres abortives : *adventives*, *indirectes*, *médicales* ou *thérapeutiques ; essentielles*, *directes*, *mécaniques* ou *chirurgicales*.

Voyons maintenant quelles en sont les conséquences.

## CHAPITRE III

---

Nous avons indiqué dans le chapitre précédent l'inefficacité des manœuvres indirectes comme moyens de provoquer l'avortement; nous avons dit aussi, à propos des manœuvres abortives directes, qu'elles pouvaient ne pas laisser de traces. Le fait est exact et les lésions traumatiques de l'utérus et de ses annexes occasionnées par des tentatives criminelles et entraînant la mort de la femme qui s'y est soumise sont heureusement l'exception, si tant est que l'on puisse considérer la chose comme un bonheur. D'autre part, il faut bien admettre, puisque c'est la réalité, que bon nombre de lésions peu graves sont suivies d'une guérison plus ou moins rapide et passent ainsi tous les jours inaperçues. Enfin, il doit arriver et il arrive certainement que des avorteuses ayant blanchi dans le métier aient une main assez habile, une pratique assez délicate pour opérer sans laisser derrière elles les moindres traces de leurs terribles manœuvres. Quel est le chirurgien en effet, qui ne pratique chaque jour le sondage et le cathétérisme de l'utérus sans le perforer ni même le blesser, si grandes soient les difficultés qu'il ait à vaincre.

Dans ces conditions, si l'on veut bien réfléchir que l'action de la justice ne repose le plus souvent que sur un drame, des accusations aussi graves n'étant pas de celles que l'on porte à la légère, on comprendra combien sont nombreuses les femmes qui accomplissent leur crime en toute sécurité.

Quant au produit de la conception, que la mère ait été ou non atteinte, il n'en est pas moins détruit et irrémédiablement détruit dès qu'il a été touché : or, c'est le cas le plus habituel, puisque c'est à lui seul qu'on en veut. Nous dirons même que sa ruine est d'autant plus certaine que la mère a été plus épargnée, les lésions les plus graves et les plus dangereuses étant dues la plupart du temps à la maladresse d'une main encore peu exercée au crime et l'embryon restant ainsi épargné. Cependant, il périra quand même, puisqu'il ne peut survivre à la mort de la mère et qu'il lui est bien difficile, pour ne pas dire impossible, de résister quand l'existence de celle-ci a été trop fortement compromise.

Mais il ne suffit pas seulement de constater que des *moyens abortifs*, soit *généraux*, soit *locaux*, ont été employés et qu'ils ont *pu provoquer l'avortement* ; il faut encore constater qu'ils ont *réellement produit cet effet* ; sans quoi il est impossible de prouver d'une manière complète l'existence du crime qu'on poursuit. D'où :

1° *Examen de la femme.*

2° *Examen du fœtus* ;

Et, que les recherches portent sur l'une ou sur l'autre on devra toujours se préoccuper de découvrir la lésion véritablement traumatique, l'unique preuve manifeste et évidente de la tentative criminelle, parce qu'elle seule peut révéler les traces du passage d'un instrument.

Pour *la femme*, l'attention sera attirée tout particulièrement sur l'état des organes génitaux ; quant à l'examen du *produit de conception*, il ne saurait être trop complet et on retirera souvent plus de bénéfices et de certitudes de l'étude de l'état des membranes que de celle de l'*embryon* lui-même (1).

Notre travail ayant trait surtout aux *blessures de l'utérus consécutives à des manœuvres criminelles*, nous ne nous occuperons pas de *l'examen du fœtus* et d'ailleurs on ne pourrait faire intervenir les données si intéressantes qui le concernent, que comme confirmation du diagnostic.

Parmi les traces matérielles que peuvent laisser sur les organes génitaux de la femme les manœuvres directes destinées à provoquer l'avortement, nous avons indiqué, comme tout à fait décisives les *lésions de la matrice* ; disons de suite que le *col*, par le fait même qu'il est plus exposé, est plus particulièrement atteint. Nous ajouterons que, soit qu'elles consistent en simples *piqûres*, en *déchirures* ou en *perforations*, ces blessures ont toujours des caractères trop tranchés pour qu'il soit possible de les méconnaître et que la *perforation complète* de l'utérus, entre autres, est trop manifestement différente des *ruptures spontanées* de cet organe pour qu'il soit permis de les confondre.

« Mais il faut aussi tenir compte, dit Tardieu, des « allusions dérisoires dont la défense des accusés donne « si souvent le triste exemple, dans les affaires de cette « nature ; car, si l'expert n'a pas à s'y arrêter, n'ayant « pas de peine à en faire justice, il est des explications qui

(1) Leblond. *Valeur médico-légale de l'intégrité des membranes dans l'avortement criminel.* (*Ann. de Gynécologie*, août 1875).

« toutes contraires qu'elles soient aux principes généraux « de la science et de la réalité même des faits, demandent « cependant à être discutées et exigent de la part du méde- « cin appelé à éclairer la justice, une réfutation sé- « rieuse (1) ».

Il faut, par exemple, en ce qui touche ces perforations de la matrice produites par des manœuvres abortives, établir de la manière la plus précise :

1° Que la lésion a bien réellement été faite pendant que la femme était encore vivante et non par l'inadvertance du médecin chargé de l'autopsie cadavérique ;

2° Qu'elle n'est pas le résultat d'un coup ou d'une chute accidentelle survenue pendant la grossesse plus ou moins longtemps avant la mort ;

3° Qu'elle ne constitue pas une de ces ruptures spontanées qui, sous l'influence de causes diverses, peuvent se produire par le seul effet des contractions de l'utérus ;

4° Que les accidents qui ont précédé la mort et la mort elle-même sont bien consécutifs à la blessure ;

5° Et qu'enfin, en déterminant aussi exactement que possible l'époque à laquelle a eu lieu la perforation, on la voit correspondre à celle que l'information assigne aux manœuvres abortives.

Ces différentes questions, à l'exception de la première qui rentre dans l'histoire générale des blessures et qui ne doit pas nous occuper ici, ne peuvent être résolues que par une connaissance positive des signes tirés du mode de production des *ruptures spontanées* de l'utérus, de la marche et de la terminaison des symptômes qu'elles dé-

(1) Tardieu. *Op. cit.*

terminent, et des caractères anatomiques de la lésion qui les constitue, comparés avec ceux des perforations que peut produire *l'instrument introduit dans la matrice* pour opérer l'avortement.

1° Du mode de production des ruptures spontanées et des perforations de l'utérus — Nous ne nous attacherons pas à reproduire ici l'énumération des causes nombreuses de ruptures spontanées de l'utérus indiquées par les auteurs (1). Nous chercherons seulement à montrer dans quelles conditions elles se produisent le plus généralement en rapprochant ces conditions de celles où l'on rencontre les perforations, suite d'avortement.

Une première remarque très importante à faire, c'est que les *ruptures de l'utérus* sont en réalité fort rares. La statistique met ce fait hors de doute. Clarke et Powel ont compté seulement 20 ruptures sur 8600 accouchements. — Mme Lachapelle en rencontrait une ou deux au plus par an sur 2,000 à 2,500 accouchements (2). Tardieu rapporte une statistique de Wieland beaucoup plus complète et bien autrement décisive, celle des ruptures de l'utérus observées pendant vingt années à la maternité de Paris (3).

De 1839 à 1848 : 31,560 accouchements ; 0 rupture.

De 1848 à 1858 : 28.299 accouchements ; 11 ruptures.

(1) Duparcque. *Histoire complète des ruptures et des déchirures de l'uterus, du vagin et du périnée.* T. II, *des maladies de la matrice.* Paris, 1833,

(2) *Pratique de l'art des accouchements*; Paris 1825, t III, p. 84 et suiv.

(3) Tardieu. *Op. Cit.*

Ces onze ruptures de l'utérus sont ainsi réparties :

| | |
|---|---|
| En 1848.......... | 1 rupture. |
| En 1850.......... | 2 — |
| En 1851.......... | 1 — |
| En 1853.......... | 1 — |
| En 1854.......... | 2 — |
| En 1855.......... | 1 — |
| En 1856.......... | 1 — |
| En 1857.......... | 1 — |
| En 1858.......... | 1 — |

Ainsi il est permis de considérer cet accident comme tout à fait exceptionnel, et, par conséquent, de se montrer plus sévère dans les cas suspects sur l'origine et la nature de la lésion.

Mais ce qui est plus caractéristique, c'est *l'époque de la gestation* à laquelle on observe les ruptures, qu'elle qu'en soit d'ailleurs la cause. Presque toutes ont lieu *à terme pendant le travail même* de l'accouchement. Quelques-unes pourtant, ont été observées en dehors de tout travail d'expulsion du fœtus et à une distance plus ou moins éloignée du terme de la grossesse. Mais pour celles-ci, qui sont les plus intéressantes au point de vue qui nous occupe, l'étude attentive de tous les faits, d'ailleurs en petit nombre, consignés dans la science, montre que, d'une part, ils se rapportent aux derniers mois de la grossesse, à six mois au moins, et que de l'autre, ils ont trait à des blessures extérieures auxquelles le développement considérable de l'utérus gravide l'a rendu plus accessible. Il existe, il est vrai, quelques cas dans lesquels la rupture a été constatée à une époque moins avancée de la grossesse (1). Mais c'est toujours alors à la suite d'un accident grave, d'une contusion profonde, d'une pression brusque et très énergique, comme celle que produirait une chute d'un lieu élevé ou un écrasement.

Lorsque dans les premiers mois de la grossesse, au moment d'une fausse couche, ainsi que les auteurs en rapportent des exemples, on constate une déchirure de la matrice, il est permis de soupçonner une lésion produite par des manœuvres abortives, bien qu'il faille reconnaître que la matrice peut se rompre pour chasser un fœtus encore imparfait.

Si l'on applique ces premières données à la distinction des *ruptures spontanées* et des *perforations consécutives à l'avortement*, on reconnaît que les premières se montrent surtout à une époque, où précisément l'avortement est le plus rare, puisqu'on sait que c'est généralement pendant le troisième et le quatrième mois que ce crime est accompli. Ce n'est pas à dire que des violences criminelles de cette nature ne soient commises à une époque plus voisine du terme et au terme même, pendant le travail de l'accouchement. Pour celles-ci, c'est à d'autres considérations que celles de l'époque plus ou moins avancée de la gestation que l'on devra demander des éléments d'appréciation et de jugement.

En effet, quel que soit le moment où se produit la rupture ou la déchirure de la matrice, ce qu'il faut surtout examiner, ce sont les conditions mêmes de sa production. Et celles-ci sont toujours faciles à saisir lorsqu'il s'agit, soit d'une contusion profonde ou d'une plaie pénétrante

(1) Eduardo P. Pl. *Publicada en la Cronica Medica Quirurgico de la habana*. 1890.

de l'abdomen avec lésion traumatique de l'utérus; soit d'une de ces ruptures, dites à bon droit spontanées, dont la cause première apparaît tantôt dans une distension excessive avec amincissement des parois uterines, tantôt dans une altération préexistante des tissus de l'organe, telle qu'un ramollissement atrophique, apoplectiforme, inflammatoire ou gangréneux, ou quelque production hétéromorphe déposée en un point des parois de la matrice. Si l'on ajoute à ces conditions, en quelque sorte primordiales, les violences d'un puissant effort, ou les contractions expulsives de l'utérus, on réalise dans leur généralité les circonstances les plus propres à en déterminer la *rupture spontanée* ou la *déchirure*. Est-il besoin de dire que les conditions essentielles manqueront nécessairement dans tous, ou presque tous les cas d'*opération abortive* suivis de *perforation*. C'est à peine si l'on doit prévoir et réserver ceux dans lesquels la matrice préalablement malade subirait une opération abortive, sans cependant être atteinte par l'instrument, et se romprait ensuite par le fait des contractions qu'auraient provoquées les manœuvres criminelles. Une si fortuite coïncidence est trop douteuse et serait certainement trop rare pour mériter de nous arrêter.

Il est un autre ordre de ruptures spontanées bien moins dignes de fixer l'attention du médecin légiste : ce sont celles qui surviennent pendant le travail d'un accouchement difficile, soit par l'effort même des contractions utérines, soit par suite de manœuvres obstétricales mal dirigées. « On comprend, en effet, dit encore Tardieu (1)

(1) Tardieu. — *op. cit.*

« combien plus aisément celles-là se prêtent à une explica-
« tion naturelle, et peuvent être couvertes par l'impuis-
« sance prétendue de l'art ou par les difficultés insurmon-
« tables d'une opération nécessaire, éléments nouveaux
« que l'expert aura à apprécier, et dont un peu de réflexion
« lui permettra le plus souvent de reconnaître la portée. »

Ce qui importe dans les cas de cette nature, c'est de faire préciser le plus possible par les témoins ou même par les accusés toutes les circonstances et jusqu'aux plus petites particularités de l'accouchement, qui devront être analysées et pesées dans tous leurs détails. La contraction de l'utérus peut produire la rupture ou la déchirure du tissu utérin, toutes les fois qu'elle lutte avec énergie contre un obstacle absolument invincible, ou qui, susceptible d'être surmonté graduellement et à la longue, ne l'est pas tout de suite, à l'instant même pour livrer passage au corps plus ou moins volumineux dont l'utérus cherche à se débarrasser. Tels seraient le *retrécissement du bassin* ou l'étroitesse relative de ce canal dépendant du *volume excessif* ou de la *situation vicieuse du fœtus*. Tels sont encore les *efforts des contractions utérines* se développant tout à coup prématurément avec une énergie extrême avant que l'orifice soit suffisamment préparé et assoupli, surtout si elles sont compliquées de violents efforts, de renversement du tronc en arrière ou de compression du ventre. Dans les onze cas de rupture de l'utérus, observés à la Maternité de Paris, de 1848 à 1858 on a trouvé :

*Bassin vicié. . . . . . . . . . . . 7 fois*
*Présentation vicieuse (version) 3 fois*
*Altération du tissu utérin . . . 1 fois*

Le problème, on le voit, est parfaitement posé : il s'agit pour l'expert de rechercher avec soin si quelques unes des circonstances qui précèdent existent chez la femme dont la matrice perforée est soumise à son examen ; et si la lésion de cet organe peut être légitimement attribuée à l'une ou à l'autre de ces causes. Il est bien clair, en effet, que si le tissu de la matrice est sain ; si aucune blessure extérieure ne l'a atteinte ; si, d'un autre côté, la bonne conformation du bassin, la présentation normale de l'enfant, la dilatation naturelle et régulière de l'orifice du col laissent la voie libre au produit de la conception, il est impossible d'admettre, que les contractions utérines au lieu d'expulser le fardeau que la matrice renferme, déchirent les parois de l'organe. Et si, dans ces conditions, l'utérus est déchiré et perforé, la lésion devra être attribuée avec vraisemblance, à une *perforation par un instrument* introduit dans l'intérieur de la matrice ou à un arrachement résultant de tractions violentes exercées sur le fœtus et ses annexes ou sur l'utérus lui-même.

Il va sans dire que les circonstances propres à favoriser la *rupture spontanée* n'auraient pas besoin d'être toutes réunies dans un cas donné pour que l'accident se produisît spontanément. Ainsi, on a vu des *ruptures* survenir alors que la dilatation de l'orifice utérin était complète ; l'obstacle contre lequel l'organe luttait jusqu'à se rompre, était placé ailleurs, soit dans le *bassin retréci*, soit dans le *volume de la tête* du fœtus ; tandis que dans d'autres cas, c'est contre le *col fermé et rigide* avec un bassin bien conformé et un fœtus normalement développé que venaient échouer les contractions désordonnées de la matrice.

Si l'accusé appartient à la *profession médicale*, il rejettera sa faute sur le résultat malheureux d'une opération obstétricale que la nécessité justifiait. Mais, outre que ces opérations ne doivent être faites qu'au grand jour et après conseil tenu entre plusieurs médecins, c'est précisément cette nécessité qu'il y aurait à justifier et dont les indications recherchées attentivement par l'expert feront absolument défaut dans les conditions où se présentent le plus ordinairement les accusations d'avortement.

S'il s'agit, au contraire, d'une personne *étrangère à l'art*, les violences dont elle s'est rendue coupable apparaissent sans motif comme sans excuse et ne peuvent embarrasser l'expert.

Dans son travail si remarquable Tardieu (1) nous montre encore la question sous un nouveau jour. « Il est « un dernier mot à ajouter, dit-il, sur les prétendues « ruptures spontanées, invoquées par les individus livrés « à la honteuse pratique des avortements ; ils se retran- « chent avec un cynisme sans égal derrière leur triste « renom d'habileté qui ne serait guère compatible avec « la grossière maladresse que révèle la perforation de la « matrice. Mais il ne faut pas s'y méprendre, ces perfo- « rations s'opèrent plus facilement qu'on ne le pense, et « ne sont pas toujours l'indice d'une extrême maladresse. « Un instrument introduit dans l'intérieur de la cavité « utérine pour en détacher des fongosités, manié par les « mains les plus exercées, a pu, je le tiens du premier « chirurgien de ce temps, traverser toute l'épaisseur de « l'utérus sans qu'on en ait été averti autrement que par

(1) Tardieu. — *Op. cit.*

« la saillie de l'extrémité de la curette sous la paroi « abdominale. A plus forte raison, l'opération de l'avor- « tement pratiquée sur une matrice rendue plus vasculaire « par la gestation, peut plus facilement encore dépasser « la limite, d'ailleurs mal connue et mal assurée, et faire « pénétrer l'instrument abortif à travers le tissu moins « consistant de l'utérus. »

II — De la marche et de la terminaison des accidents produits par la perforation de la matrice et par les ruptures spontanées. — Il n'est pas sans intérêt, même au point de vue de l'expertise médico-légale, de bien connaître les *symptômes* des *ruptures spontanées* ; et plus d'une question relative à la poursuite de l'avortement ne peut être résolue que par une étude attentive de la *marche* et de la *terminaison* des accidents qu'amène la *rupture de l'utérus*, comparés avec les effets immédiats ou secondaires des *perforations*, suite des *manœuvres abortives*. Il suffira de rappeler, à l'appui de cette remarque, l'importance qu'à acquise la détermination du moment précis où s'était opérée la déchirure de la matrice et des signes qui pourraient servir à la fixer ; c'est seulement par ce côté que nous croyons utile d'envisager la symptomatologie comparée des ruptures et des perforations de la matrice.

On s'accorde généralement à signaler comme marquant l'instant où se produit la déchirure de l'utérus pendant le travail d'un accouchement difficile, une *douleur très vive* accompagnée ou précédée d'une sensation de *déchirement* et d'un *bruit particulier*. Le visage pâlit, se décompose ; des hoquets, des nausées, des vomissements, des lipothymies, le refroidissement des extrémités, l'affaiblissement rapide et considérable du pouls annoncent une mort prochaine qui survient quelquefois après quelques heures. Mais les choses ne se passent pas toujours ainsi, même pour les ruptures qui surviennent pendant un accouchement à terme. Le moment où se produit la déchirure est souvent difficile à préciser : la malade peut n'éprouver aucun phénomène caractéristique ; ni *craquement interne*, ni ce sentiment particulier de *déchirure*, ni syncope, ni trouble nerveux. Mais alors ce sont des hémorrhagies abondantes en nappe, avant même toute intervention : c'est une douleur très-vive, continue, dans le ventre, coïncidant avec une inertie utérine complète et une altération profonde de l'organisme. Dans ces cas, la rupture se serait opérée d'une manière lente, insensible, sourde et ne serait imputable qu'à l'utérus lui-même, se trouvant dans des conditions énumérées plus haut, en ayant bien soin d'exclure toutes idées de violences extérieures (1).

L'*interruption soudaine* du travail est, en réalité, un signe excellent et tout à fait frappant du moment où se produit la rupture ou la perforation, car ici, les effets de l'une et de l'autre se confondent.

Tout ce qui précède se rapporte à peu près exclusivement aux ruptures qui surviennent pendant le travail et auxquelles on ne peut comparer que les déchirures faites par des personnes étrangères à l'art, qui voudraient, par des violences criminelles, terminer brusquement un accouchement au risque de mutiler à la fois la mère et

(1) Paul Dubois. *Dictionnaire de Médecine*, t. XXX, p. 311 et suiv.

l'enfant. Mais les ruptures beaucoup plus rares qui se font à une époque éloignée du terme, ne se manifestent pas d'une manière si tranchée et ne donnent pas lieu instantanément aux phénomènes de suspension du travail et d'ascension de la tête qui ont tant de valeur. Ils ne sont guère caractérisés que par les symptômes généraux d'angoisse et de douleur que nous avons cités; et plus tard, par l'inflammation de la matrice et du péritoine qui en est la conséquence inévitable et qui n'amène la mort qu'au bout de plusieurs jours, suivant l'acuité plus ou moins vive de la métro-péritonite. Il est, d'ailleurs, possible d'apprécier d'une manière assez sûre l'époque à laquelle a été opérée la déchirure d'après l'examen des organes, et d'après les progrès qu'ont déjà fait les désordres inflammatoires.

Nous n'insisterons pas davantage sur les symptômes des perforations et des ruptures, sur leur apparition, leur marche, leur durée et leur terminaison. Nous en avons dit assez pour faire comprendre leur valeur dans la solution des questions qui nous occupent, et notamment comme signe de l'époque précise à laquelle ont eu lieu les ruptures et les perforations.

III. — Des caractères anatomiques des ruptures spontanées et des perforations de la matrice. — En l'absence de données relatives aux conditions de production et aux phénomènes particuliers des ruptures et des perforations de la matrice, il serait encore permis de les distinguer à des caractères suffisamment certains tirés du *siège*, de l'*étendue* et de la *forme* de la lésion qui existe à l'utérus. Il nous reste à les exposer succinctement.

Le *siège* des *ruptures spontanées*, quoique variable, est cependant assez circonscrit dans les différentes espèces qui se présentent, pour que l'on en puisse déduire quelques considérations utiles. Celles qui sont produites par des violences extérieures se font dans le point même où a agi la cause vulnérante dont la trace se prolongera presque certainement dans les organes voisins et n'échappera pas à l'examen attentif de l'expert. Les ruptures d'une autre espèce, qui accompagneraient une fausse couche à une époque encore peu avancée de la grossesse, n'offrent d'ailleurs, en raison de leur rareté, rien de particulier, eu égard à leur siège. Celles-ci, au contraire, qui s'opèrent pendant l'accouchement, occupent le plus souvent l'un des côtés du corps de la matrice, l'un de ses bords, le gauche surtout, se prolongeant depuis l'un des angles supérieurs jusqu'à l'insertion du vagin sur le col, ou la naissance même du col; on les a vues exceptionnellement s'étendre d'une trompe à l'autre sous forme d'une large déchirure. Il convient d'ajouter que si quelque point des parois de l'utérus présente une altération de texture, c'est là que s'opèrera la rupture spontanée.

Les *perforations* produites par des *manœuvres abortives* n'affectent pas de *siège* particulier; elles peuvent se montrer, quelle que soit l'époque de la grossesse, sur toutes les parties de l'organe, et si elles existent plus souvent sur le col, il n'est pas rare de les voir traverser de part en part, soit le fond, soit la paroi postérieure de la matrice. Tardieu (1) cite deux observations que nous reproduisons plus loin, dans lesquelles les déchirures

(1) Tardieu. *Etude médico-légale sur l'avortement.*

occupent, l'une l'orifice interne du col, l'autre le col et le fond de l'utérus. Enfin, dans deux autres observations rapportées par le même auteur, on trouve des perforations siégeant au fond de la matrice qui avait été considérée à tort comme hors de la portée de l'instrument employé aux pratiques abortives.

Quant aux déchirures par *arrachement*, analogues aux effets de manœuvres obstétricales mal dirigées, elles siègent presque exclusivement, ou du moins ont toujours leur point de départ, à la partie inférieure et principalement à la réunion du col avec le corps de la matrice.

L'*étendue* des *ruptures spontanées* est toujours de beaucoup supérieure à celle des *blessures* faites par un instrument vulnérant plus ou moins aigu qui en reproduisent, en général, les dimensions en même temps que la forme. Cependant, il importe de tenir grand compte des modifications qui ont pu se produire dans l'étendue de la lésion et de l'agrandissement de la plaie sous l'influence du travail inflammatoire, pour peu que la mort se soit fait attendre pendant quelques jours. Les *déchirures* et *ruptures spontanées* sont ordinairement assez larges pour permettre le passage du fœtus dans la cavité du ventre. Elles atteignent parfois des dimensions considérables en rapport avec les diamètres du fœtus lui-même. Les *perforations* peuvent d'ailleurs, comme les ruptures, être complètes ou incomplètes et ne pas traverser toute l'épaisseur des parois de l'utérus.

Quant à la *forme* de la solution de continuité, elle n'est pas moins décisive, en général, lorsque l'on compare la *rupture spontanée* avec la *perforation* faite par l'instrument abortif. Celle-ci, pour peu qu'elle n'ait pas été altérée par le travail morbide consécutif, est assez nette et marquée par un épanchement de sang coagulé qui suit le trajet de la blessure. Toujours, au contraire, la rupture spontanée est irrégulière, à bords déchiquetés, plus ou moins contus et désorganisés, réduits souvent à une sorte de frange membraneuse très mince ; circonstance qui ne se présente jamais au même degré, même dans les plaies par arrachement de la matrice qui n'ont cependant pas la régularité des bords de la perforation simple, déterminée par l'opération abortive. Lorsque la mort n'a pas suivi de près la blessure de l'utérus, la forme de solution de continuité change ; en même temps qu'elle s'élargit, les bords s'infiltrent de pus et se détruisent par place comme par une sorte de travail d'ulcération, ou même par la gangrène du tissu qui a été traversé par l'instrument vulnérant. On ne confondra pas ces caractères évidemment secondaires avec ces cas de *ramollissement gangréneux* dans lesquels une ouverture à bords irréguliers, ramollis, fait communiquer la cavité utérine avec un foyer purulent.

Comme complément à cette étude des ruptures de l'utérus d'ordre spontané comparées aux perforations de nature criminelle, nous donnerons les conclusions d'Adolf Lœwy, de Breslau (1) :

« 1° Il est extrêmement rare que l'autopsie à elle seule « puisse décider la question de savoir si la rupture de l'uté- « rus est traumatique ou spontanée. On ne peut conclure à « l'origine traumatique qu'autant que le siège exclusif ou

(1) Adolf Lœwy (*Thèse inaugurale*, Breslau, 1888 et *Viertelj. f. gerichtl. Med.* nouvelle série XLIX 362, L, 106 et 348, octobre 1888, janvier et avril 1889)

« au moins primitif de la rupture se trouve sur le corps de « l'utérus ou qu'il existe des perforations de l'utérus ou « du vagin manifestement produites par des instruments.

« 2° Ni la longueur absolue de la déchirure, ni sa pro- « longation sur le corps utérin ou le vagin, ni sa direction « longitudinale ou transversale, ni l'aspect de ses bords, « ni enfin les lésions concomitantes du péritoine et des « ligaments larges ne constituent des indications quant à « la nature spontanée ou traumatipue de la rupture.

« Lorsqu'on est absolument certain du mode de pré- « sentation fœtale et que la rupture se trouve du côté « qu'occupait le siège de l'enfant, on peut, cependant, « en se basant sur les faits jusqu'ici connus, exclure avec « la plus grande somme de probabilité l'idée d'une rupture « spontanée.

« 3° L'amincissement et l'allongement du segment « inférieur de l'utérus, comparativement au corps de « l'organe, ne pourrait servir au diagnostic différentiel « qu'autant que l'accouchée a succombé pendant ou immé- « diatement après le travail. Mais même en semblable « occurence, il est tout au plus permis d'affirmer que la « forte distension du segment inférieur de l'utérus avait « préparé les conditions favorables à la rupture, qui peut « d'ailleurs s'être produite aussi bien mécaniquement que « spontanément.

« 4° Les symptômes classiques de la rupture qui pour- « raient aider au diagnostic ne s'observent pas toujours ; « parfois ils manquent tous, ou bien sont masqués ou peu « caractéristiques.

« 5° La cause de la mort, dans les ruptures utérines, « est plus souvent qu'on ne croit une septicémie aiguë.

« Il n'y a lieu d'en accuser la perte de sang qu'autant « que la mort est survenue, pendant ou immédiatement « après l'accouchement, au milieu d'hémorragies à la fois « internes et externes et de tous les signes d'une anémie « aiguë.

« Dans les autres cas, alors qu'il n'existe pas de péri- « tonite manifeste, si la mort de la femme survient rapi- « dement de 13 à 30 heures après l'accouchement, il est « beaucoup plus juste d'incriminer une septicémie dont « l'acuité n'a pas laissé aux phénomènes péritonéaux le « temps de se produire.

« 6° Lorsque la rupture utérine n'a pas entraîné la « mort soit par hémorragie, soit par infection, elle ne « doit pas être considérée comme une blessure fatalement « mortelle. »

## OBSERVATIONS

Observation I. — Crouzit (*Arch. gén. de Méd.* Paris, 1823; iii, 80-83).

M. Crouzit fut appelé, au milieu de la nuit, auprès d'une jeune fille atteinte soi-disant d'une hémorragie utérine. Cette jeune fille d'après les renseignements obtenus, avait été saignée plusieurs fois et abondamment. Ce moyen n'ayant produit aucun des effets qu'on en attendait, en employa tout aussi inutilement divers médicaments.

Alors on eut recours à l'introduction d'une aiguille à séton dans l'utérus même. L'instrument fut enfoncé si profondément, qu'il fut impossible de le retenir et de le retirer. L'imprudent opérateur tranquillisa celle qui avait eu recours à son dangereux et coupable ministère, en l'assurant que l'instrument sortirait avec le fœtus et il disparut. Lorsque M. Crouzit arriva, le fœtus avait été expulsé. Il paraissait être âgé de trois mois environ; on pouvait reconnaitre l'endroit où l'instrument l'avait atteint : mais celui-ci, ainsi que l'arrière-faix, n'était pas sorti. Le toucher ne put faire découvrir l'endroit où l'aiguille était fixée; il fut même impossible d'extraire le placenta, à cause de la constriction du col de l'utérus, irrité par les manœuvres auxquelles on s'était livré. En palpant le ventre, Crouzit crut cependant sentir le corps étranger. Il s'écoula deux jours avant que l'arrière-faix ait été expulsé; mais l'aiguille ne fut pas entraînée avec le placenta. Introduit par son extrémité aiguë, l'instrument s'était probablement accroché par l'autre extrémité boutonnée, et, par la contraction et le resserrement de l'utérus, il perça les parois de cet organe, et successivement les parties voisines, car ce ne fut que onze jours après l'événement, que la malade, qui d'ailleurs eut des suites assez graves de couches (fièvre putride, puerpérale, éruption laiteuse), commença à ressentir des douleurs dans la région inguinale. Au trente-cinquième jour, il se manifeste un point d'élévation dans cette région; les douleurs deviennent très vives. Il n'y eut bientôt plus de doute que la légère tumeur était formée par l'aiguille. La malade se refuse à l'incision qui fut proposée dans le but de hâter la sortie du corps étranger. La fièvre diminuait à mesure que l'aiguille s'approchait de l'extérieur. Enfin, le soixante-dix-neuvième jour, elle parut au dehors, après avoir déterminé à la peau un point rouge, comme on l'observe dans un léger furoncle, et la malade la retira elle-même. C'était l'instrument connu sous le nom d'aiguille à séton, sorte de stylet en argent, de six pouces de long, boutonné à une extrémité et cannelé sur les deux tiers de sa longueur du côté de cette extrémité; garni, à l'autre, qui est assez aiguë, d'une ouverture dans laquelle on passe la mèche destinée à être introduite sous la peau. L'ouverture ne donna que très peu de pus, et fut fermée en quelques jours. Un temps assez considérable s'est écoulé depuis cet événement. La personne qui fait le sujet de cette observation n'a ressenti aucune incommodité : elle jouit de la plus parfaite santé.

Observation II. — Smith (*Méd. lég.*, p. 329, 1829).

En 1781, comparut devant le tribunal de Durham une accoucheuse du nom de M. Tinckler, accusée d'avoir fait périr une femme appelée Jeanne Parkingson en lui introduisant dans l'utérus une baguette de bois. Cette femme durant sa maladie avait déclaré que, enceinte de cinq ou six mois, elle avait cédé aux conseils du père de son enfant, qui l'avait engagée à aller trouver la sage-femme pour savoir de quelle manière elle pouvait être débarrassée. L'opération, à laquelle elle s'était soumise, avait en effet amené l'expulsion du fœtus vivant, mais avait été promptement suivie de la mort de la mère. Les chirurgiens appelés à examiner le cadavre constatèrent que la mort était le résultat des violences à l'aide desquelles avait été provoqué l'avortement, et dont ils trouvaient la trace dans les nombreuses déchirures et perforations faites à la matrice par les fragments de bois qui avaient été introduits, et qui avaient déterminé une inflammation gangréneuse.

Observation III. — Tacheron (*Ann. d'Hyg.* Paris. 1834 : XI. 191-204.)

Le 19 septembre 1829, appelé chez Madame ***, afin de lui prodiguer les secours que réclamait sa triste position, nous nous rendîmes de suite chez elle et la trouvâmes dans la situation suivante :

Madame *** d'un tempérament nervoso-sanguin, d'une assez forte constitution, âgée de 56 ans, était couchée sur le dos, la tête renversée en arrière, le ventre tendu et ballonné, la malade y ressentait d'horribles douleurs, surtout dans la région hypogastrique ; il y avait impossibilité d'appliquer la main sur ses parties abdominales, sans changer les gémissements de la malade en des cris aigus et déchirants ; la respiration était extrêmement courte, petite, les inspirations augmentaient les douleurs ; vomissements de matière bilieuse, avec soif excessive et intense, pouls petit et fréquent, face grippée ayant le caractère propre aux affections abdominales profondes, yeux fixes comme dans l'extase, pupilles fortement dilatées, peau recouverte de sueurs froides.

A cette série de symptômes plus graves les uns que les autres, nous portâmes un pronostic fort sinistre, une prompte terminaison de la maladie devait s'en suivre ; M. le Dr Hatin qui avait vu également la malade peu de temps après nous, partagea la même opinion ; en effet elle mourut deux heures après.

Une mort aussi prompte accompagnée de symptômes aussi alarmants, éveilla notre attention et nous fit prendre toutes les précautions nécessaires pour arriver à la connaissance de la vérité ; d'ailleurs nos fonctions de médecin chargé de la vérification légale des décès, nous faisaient un devoir de requérir de suite la présence du commissaire de police du quartier, pour procéder à une enquête sévère sur les causes de la mort de la dame ***.

Nous eûmes lieu de nous applaudir d'avoir pris ce sage parti, car ce fut par suite de cette enquête que nous apprîmes plus tard d'un des amis intimes de cette dame, les circonstances suivantes :

Le 20 août dernier, Madame *** s'était rendu chez une sage-femme du quartier Saint-Denis avec l'intention bien formelle de faire constater son état de grossesse et se débarrasser ensuite de l'enfant qu'elle portait ; fixée d'une manière irrévocable sur sa véritable situation, elle se serait le même jour déterminée à subir une certaine opération qui aurait commencée par l'introduction, dans le vagin et la matrice, d'une sonde en argent, percée à son extrémité inférieure, et renfermant un stylet effilé dont la pointe était recouverte d'une boule en cire ; cet instrument parvenu dans l'organe utérin, aurait été dirigée en divers sens sur le fœtus contenu dans la matrice, tandis que par une forte pression exercée avec la main gauche, sur les parois de la région hypogastrique, on aurait abaissé le corps de l'utérus pour le faire approcher, par cette criminelle manœuvre, le plus près possible, des parties externes de la génération, et atteindre avec plus de facilité, le corps du fœtus.

On ajoute que cette opération exécutée à deux fois différentes n'aurait pas occasionné des douleurs bien aigües dans la matrice ; et que peu d'instants après, il se serait écoulé par la vulve une sérosité limpide et du sang ; que néanmoins cet écoulement n'aurait pas empêché cette dame de revenir à son domicile, et, après un repos de quelques jours, d'aller danser ; que cependant, le dixième jour environ après ces deux acupunctures, des douleurs abdominales se seraient plus sensiblement développées et qu'ayant augmenté d'intensité, ainsi que la perte utérine, elle aurait rendu par la vulve un fœtus mort, né d'environ trois mois et demi de conception, avec une très faible portion de placenta ; que depuis cette sortie du fœtus la dame *** n'éprouva, pendant environ vingt jours, d'autre indisposition qu'une sensibilité extrême dans le corps de la matrice, sensibilité augmentant par le toucher du bas ventre ou bien par une pression même assez légère, qui déterminait alors des douleurs assez vives dans la région hypogastrique.

Telle aurait été la position de la dame ***, lorsque un mois après l'opération de cette acupuncture utérine (le 19 septembre suivant) elle fut prise tout à coup des symptômes graves que nous venons d'énumérer et qui se terminèrent par la mort.

L'autopsie fut faite et donna les résultats suivants :

*Etat extérieur.* — Le corps conservait un embonpoint très marqué ; la peau était soulevée par un emphysème considérable, de manière à produire une obésité très prononcée ; la décomposition cadavérique était tellement avancée qu'on aurait cru que le cadavre avait séjourné pendant cinq à six jours dans l'eau, ou aurait été exposé à l'air atmosphérique ; sur tout le côté droit du thorax et de l'abdomen, on remarquait de nombreuses phlyctènes remplies d'un liquide noirâtre ; la peau avait acquis, dans ces parties, une couleur verdâtre très prononcée, le côté gauche du tronc était un peu moins avancé en putréfaction ; le visage était fortement empreint d'une couleur d'un bleu violet très foncé ; il s'écoulait des narines et de la bouche une assez grande quantité de sérosité sanguinolente ; l'abdomen était fortement météorisé.

Nous n'avons remarqué sur toute la surface du cadavre, aucune trace de lésion, ni solution de continuité.

*Etat intérieur.* — *Crâne.* Rien à signaler.

*Thorax.* Rien à signaler.

*Abdomen.* Une demi pinte, environ, d'une sérosité sanguinolente s'est écoulée de la cavité péritonéale. Tous les organes contenus dans cette cavité, examinés extérieurement, offraient une teinte rosée très prononcée ; l'estomac était plus rouge que les intestins ; on n'observait néanmoins aucune trace de phlogose péritonéale ou intestinale ; à travers ces organes, nous avons distingué, dans la région hypogastrique, tout le corps de la matrice qui faisait une saillie de trois pouces au-dessus de l'os du pubis, sa couleur était d'un rouge violacé marbré très remarquable; un emphysème sous séreux très prononcé, existait dans toute l'étendue du mésentère.

Tout le tube intestinal examiné extérieurement, ne nous a présenté aucune espèce de lésion qui pût nous expliquer la présence du liquide sanguinolent trouvé dans la cavité abdominale.

Après avoir lié l'estomac par les deux extrémités, nous l'avons extrait de l'abdomen et avons recueilli dans un vase, le liquide qu'il contenait; son intérieur examiné avec soin, nous a fait reconnaître que sa partie antérieure était d'une couleur rosée, tandis que sa partie postérieure était recouverte d'une couche noirâtre analogue au liquide recueilli; du reste, cet organe ne nous a offert aucune lésion morbide qui pût faire penser quedes substances corrosives ou vénéneuses y aient été introduites.

Tous les intestins étaient intérieurement dans leur état naturel; ils ne contenaient aucun liquide.

Le foie était assez volumineux, d'une couleur noire marbrée, sa substance était ferme. La vésicule biliaire ne contenait qu'un peu de bile foncée et noirâtre; les parois étaient emphysémateuses.

La rate, d'un volume ordinaire, était d'une consistance assez remarquable et très noire.

Les reins, également noirs, étaient d'une consistance normale.

La vessie, complètement vide, était saine.

La matrice, examinée avec le plus grand soin, nous a présenté les particularités suivantes :

Mesurée du museau de tanche jusqu'à son fond extérieurement, elle nous a offert cinq pouces et demi de hauteur; dans le milieu de son corps, quatre pouces de largeur; son épaisseur totale était de deux pouces, au milieu de son fond on rencontrait une tache noirâtre d'environ un pouce d'étendue en tous sens et paraissant le résultat d'une ecchymose; un peu à droite de cette tache noirâtre, nous avons observé un pertuis de forme ronde, ayant environ une ligne d'étendue, en tous sens, et conduisant dans l'intérieur de cette ecchymose ; la profondeur de cette ouverture accidentelle était de trois lignes ; en arrière et toujours au milieu du fond, nous avons remarqué un second pertuis qui conduisait seulement sous la membrane séreuse. Cette seconde ouverture n'offrait qu'une ligne et demie de profondeur, elle était également de forme ronde et présentait la même dimension extérieure que le premier pertuis.

Le museau de tanche, a pu facilement recevoir l'extrémité du petit doigt ; il était gonflé et ramolli ; il présentait à droite, une cicatrice, résultat d'un accouchement antécédent et laissait suinter une matière muqueuse sanguinolente et noirâtre ; il faisait dans le vagin une saillie de quatre lignes.

Les parois de toute la matrice divisées au moyen d'une section longitudinale, nous ont présenté savoir : neuf lignes d'épaisseur dans le milieu, et six lignes dans le col ; la cavité de ce dernier n'offrait rien de remarquable, mais immédiatement au-dessus, le corps de l'organe utérin était dans un degré de ramollissement très avancé, son tissu parenchymateux se déchirait sous la plus légère pression, il était de couleur brun foncé ; ce ramollissement formait une zône complète ayant un pouce en hauteur.

Le reste de la cavité de la matrice d'une couleur moins foncée, présentait plus de consistance. Nous n'avons remarqué, sur toute la face interne, aucune trace d'ouverture accidentelle ayant pu communiquer avec les deux pertuis trouvés à la face externe de l'utérus, du reste, rien n'indiquait qu'un placenta se fût inséré dans un des points de l'organe.

Nous avons recueilli avec soin plusieurs caillots de sang, au milieu desquels se rencontraient deux lambeaux de membranes organisées, dont l'une avait trois pouces de longueur sur deux de largeur ; l'autre un peu moins grande était tellement irrégulière que nous n'avons pu préciser les dimensions.

Ces lambeaux nous ont paru être des débris de membranes qui auraient enveloppé un embryon, toutefois l'examen le plus attentif, ne nous fait découvrir aucune trace de cet embryon.

L'état de toute la matrice et notamment la zone indiquée d'autre part, ne nous ont laissé aucun doute sur l'existence d'une inflammation vive et récente de l'organe utérin.

Les annexes de la matrice étaientdans leur état normal.

De ce qui précède, il nous semble pouvoir conclure que la mort de la dame *** doit être attribuée à la lésion observée dans la matrice, et caractérisée par une inflammation fort vive et récente de cet organe;

Que les deux pertuis observés sur son corps peuvent bien avoir été le résultat de violences extérieures au moyen de l'introduction dans l'utérus d'un instrument piquant qui aurait été dirigé dans l'intention de détruire l'embryon renfermé dans cet organe; néanmoins, aucune ouverture accidentelle ne s'étant rencontrée sur la face interne de la matrice et, par conséquent, aucune correspondance ne se trouvant établie entre ses ouvertures extérieures, observées sur le sommet du fond de l'organe, et sa propre cavité, nous ne pouvons affirmer que ces pertuis soient le résultat de l'introduction d'un instrument quelconque; il serait cependant possible que le temps écoulé entre la tentative d'avortement et la mort, ait produit la cicatrice des ouvertures intérieures;

Que les portions de membranes trouvées dans la matrice; que le volume assez considérable que cette dernière avait conservée, que son élévation prononcée au-dessus du pubis, que le suintement sanguinolent observé au museau de tanche, sont de fortes raisons de soupçonner que la dame *** avait fait une fausse couche depuis peu de temps,

Observation IV. — Ollivier d'Angers (*Ann. d'hyg. publ.*, 1839, XXII, p. 220).

Une jeune fille âgée de vingt-deux ans, primipare, éprouvait depuis trente-six heures des douleurs de ventre excessivement aiguës et qui devenaient de plus en plus intenses, lorsqu'un médecin fut appelé pour lui donner des soins, le 8 mars 1835.

Il reconnait bientôt les symptômes d'une métro-péritonite subaiguë, avec commencement d'épanchement dans la cavité abdominale. Il questionne la malade qui, après beaucoup d'hésitation lui raconte qu'elle est enceinte de trois mois; que, deux jours auparavant, elle s'est rendue dans la soirée chez une sage-femme pour lui demander le moyen de faire disparaitre sa grossesse; que celle-ci lui introduisit dans les parties génitales un instrument très aigu et, qu'au moment où elle l'enfonça profondément, elle ressentit une violente douleur dans le ventre.

Un peu de sang s'écoula par la vulve, et ses souffrances augmentant, elle fut obligée de passer la nuit chez cette sage-femme, qui la ramena le lendemain matin à son domicile où elle la laissa, en lui disant qu'elle ne tarderait pas à revenir, et que les douleurs qu'elle éprouvait étaient causées par le travail de la fausse couche. Mais elle ne revint pas.

La malade ne put indiquer ni le nom, ni la demeure de cette sage-femme.

Les progrès de la péritonite augmentèrent rapidement, malgré le traitement énergique qui fut mis en usage, et la mort survint le quatrième jour.

A l'autopsie, que je fus chargé de faire par M. Desclozeaux, substitut de M. le Procureur du Roi, avec M. le docteur West, nous trouvâmes une péritonite caractérisée par un épanchement assez abondant de sérosité lactescente, et par des concrétions couenneuses qui agglutinaient entre elles toutes les anses intestinales situées dans l'excavation du bassin, et qui les accolaient à l'utérus, dont la surface était recouverte d'une toile pseudo-membraneuse. Cet organe contenait un fœtus de trois mois de conception enveloppé de ses membranes absolument intactes, et sans traces d'inflammation; les eaux de l'amnios étaient limpides. En disséquant avec soin le col de l'utérus, à la surface duquel il n'existait aucune espèce de lésion, aucune trace d'un accouchement antérieur, nous découvrîmes, dans l'épaisseur de ses parois, du côté gauche, une perforation qui commençait par une ouverture étroite, un peu au-dessus et en dedans de l'orifice du col, se prolongeait obliquement en haut et en arrière, et se terminait par une autre ouverture, également très étroite, à la partie postérieure de l'utérus, un peu au-dessus de la réunion du col avec le corps de cet organe.

Le trajet de cette perforation avait deux pouces environ d'étendue; la surface de cette plaie, longue et étroite avait une couleur noire, dont la teinte était exactement semblable à celle de l'encre de Chine; le tissu environnant n'était pas injecté et ne présentait aucun ramollissement appréciable.

Il n'y avait aucune trace de caillot sanguin dans le trajet qu'avait suivi l'instrument vulnérant; et celui-ci, qui avait ainsi traversé obliquement toute l'épaisseur des parois du col et du corps de l'utérus, sans pénétrer dans la cavité de cet organe, devait être mince et très aigu, tel que peut être le mandrin en fer d'une sonde de moyen calibre.

Dans le cas que je viens de rapporter, l'exploration du vagin pendant la vie, à l'aide du spéculum, n'eût pas fait découvrir la blessure, cause de tous les accidents et de la mort, puisque après avoir enlevé l'utérus, ce ne fut qu'en incisant le col que je pus voir le trajet de la perforation creusée obliquement dans le tissu du col et du corps de la matrice. Ce fait prouve, en outre, que les blessures des parois de l'utérus, pendant la gestation, n'entraînent pas nécessairement l'expulsion du fœtus que cet organe renferme; ce résultat n'a lieu qu'autant que l'instrument vulnérant a lésé le fœtus ou déchiré ses membranes.

Observation V. — H. Bayard. — (*Ann. d'hyh. publ.* 1847. XXXVII. p. 464).

Dans le courant du mois de juillet 1845, Marie Maudouin est entrée comme domestique au service des époux Mermet, négociants, rue du Sentier. Sa conduite antérieure avait toujours été bonne, et elle était restée pendant huit ans dans la même maison.

Dans les premiers jours du mois d'avril 1846, Marie Maudouin commença à se plaindre de sa mauvaise santé. Le jeudi 30 avril, elle pria la demoiselle Benon, ouvrière dans la maison, de lui prêter 30 fr. dont elle avait besoin, disait-elle, pour le soir même, et comme cette demoiselle ne put lui remettre cette somme, elle se décida, bien malgré elle, à prier ses maîtres de lui avancer 30 fr. sur ses gages. Elle répondit d'une manière évasive aux questions qui lui furent adressées à ce sujet, et se borna à dire qu'elle avait besoin de ces 30 fr., et qu'il fallait qu'elle allât dans le faubourg Saint-Denis. Les 30 fr. lui furent remis. Elle sortit à 9 heures du soir; elle fut absente pendant environ une demi-heure.

Le 1er mai, Marie Maudoin se sentit malade, elle se coucha de bonne heure; le lendemain, elle était plus gravement indisposée : elle se plaignit de coliques, elle se trouva mal plusieurs fois et perdait beaucoup de sang; elle était d'une extrême pâleur.

Un médecin fut appelé : il présuma que Marie Maudoin venait de faire une fausse couche, dans le deuxième ou le troisième mois de sa grossesse.

La fille Maudoin avait d'abord attribué sa maladie à une simple suppression, suivie d'une perte abondante causée par un bain de pieds qu'elle avait pris. Cédant à l'évidence, elle avoua cet accouchement prématuré et se décida à faire des aveux, qui, tout en l'accusant elle-même, signalaient la femme Foriat, sage-femme, comme s'étant rendue coupable d'un crime beaucoup plus grave.

Marie Maudoin a déclaré, que dans le commencement du mois d'avril, présumant qu'elle était grosse, elle était montée chez la dame Foriat, sage-femme, rue du faubourg Saint-Denis, dont elle avait vu le tableau dans la rue. Cette femme après l'avoir touchée, lui dit qu'elle était enceinte. Au bout de quinze jours, elle y retourna : la femme Foriat confirma l'existence de la grossesse, ajoutant qu'elle la débarrasserait pour 100 fr. Marie eut le tort de discuter cette proposition étrange ; et, alléguant ses faibles ressources, la femme Foriat, réduisit la somme à 30 fr. Le 30 avril, Marie s'y rendit de nouveau avec l'argent.

Dès que la sage-femme la vit, elle comprit le but de cette visite ; elle entra dans un petit cabinet ouvrant sur la salle d'entrée. Marie entendit le bruit d'un tiroir qu'on ouvre et qu'on ferme : la femme Foriat vint à elle tenant quelque chose enveloppé dans un linge ; la fille Maudoin se sentit piquée ; elle éprouva une faiblesse, et quelques instants après le sang commença à couler. En recevant les 30 fr., la femme Foriat lui dit qu'elle serait débarrassée au plus tard dans neuf jours, qu'elle prendrait un bain, se mettrait les pieds à l'eau, et lui apporterait le linge qu'elle aurait taché de sang afin qu'elle le fît laver, de manière que ses maîtres ne s'apercevraient de rien. La fille Maudoin a décrit avec exactitude l'appartement de la femme Foriat, et elle l'a reconnue quand elle a été mise en sa présence.

L'on a saisi chez la femme Foriat, dans le tiroir d'un meuble placé dans le petit cabinet tenant à la salle d'entrée, des aiguilles en fer de diverses grosseurs.

Pendant le cours de l'instruction, la fille Maudoin déclare qu'elle croyait être enceinte et qu'elle avait senti remuer. Nous fûmes chargés par M. le président de la Cour d'assises de constater l'état de l'accusée.

Le développement du ventre était considérable, et il était augmenté en apparence par l'accumulation des vêtements et leur disposition toute particulière. Au toucher, le col de l'utérus était piriforme, mince. L'utérus sans augmentation de volume, se déplaçait entraînant dans ses mouvements une tumeur du volume du poing, dure et résistante. La conception aurait due être parvenue au cinquième mois, selon la déclaration de l'accusée. Mais nous ne percevions ni ballottement, ni bruit de souffle, ni le bruit des battements du cœur. Nous conclûmes qu'il n'y avait aucun des signes de la grossesse parvenue au cinquième mois, et qu'un examen ultérieur permettait de reconnaître d'une manière certaine, s'il y avait ou non grossesse.

Nous procédâmes à de nouvelles visites qui nous firent constater deux fois l'apparition des règles, la diminution du volume du ventre, l'état de vacuité de l'utérus et la présence dans le bassin d'une tumeur ovarique considérable. Cette affection nous a paru consécutive aux manœuvres qui avaient été employées sur la fille Maudoin. Après avoir délibéré une demi-heure, le jury apporta un verdict de non-culpabilité relativement à la fille Maudoin, qui fut mise en liberté.

Il déclara en outre, la femme Foriat coupable et admit en sa faveur des circonstances atténuantes. Elle fut condamnée à huit années de réclusion, sans exposition publique.

Observation VI. — Devergie et Chevallier. (*Ann. d'Hygiène*, t. XLVIII, p. 403-1852.)

Une fille paraissant jouir d'une bonne santé, enceinte de sept mois, succomba d'une mort très rapide, sans maladie antérieure, et sans que rien ait paru éveiller des inquiétudes sur son état. — On trouva à l'autopsie la poche des eaux ouverte dans une étendue de la largeur d'une pièce de deux francs, les eaux complètement écoulées, les membranes du fœtus décollées au voisinage du col de l'utérus, dans une hauteur de 5 à 6 centimètres, tout autour de la paroi utérine ; plusieurs petites ecchymoses noirâtres sur le bord libre du col de l'utérus, qui est assez dilaté pour laisser passer deux doigts ; les ovaires, les trompes, les ligaments larges infiltrés. Le fœtus est à peine humide. L'estomac et les intestins présentaient, en outre, une rougeur intense, et des ecchymoses partielles qui ont fait supposer qu'il y avait eu ingestion de substances abortives vénéneuses. L'analyse n'a pas fait retrouver cette substance ; mais les experts ont fait remarquer, avec juste raison, que la nature des lésions des organes génitaux, et notamment les ecchymoses du col de la matrice, la large ouverture de la poche des eaux, et le décollement étendu des membranes rapprochées de la faible dilatation de l'orifice utérin, excluent l'idée d'un travail spontané d'expulsion du fœtus, et s'expliquent, au contraire, très facilement par l'introduction d'un agent mécanique dans l'intérieur de la matrice.

Observation. VII. — Dr Haynard. (*Americ Journal of the med. med. sciences*, 1853, p. 47.).

Une femme âgée de trente-six ans, enceinte de six mois, s'adressa à un charlatan qui, sur sa demande, se mit en devoir de la faire avorter, et pratiqua une opération qui, au bout de douze heures, était suivie de la mort de la patiente et amenait cet homme devant la justice. L'autopsie à laquelle procédèrent quatre médecins permit de constater les faits suivants : le cadavre est exsangue; la cavité abdominale renferme une énorme quantité de sang en partie coagulé ; la paroi postérieure de l'utérus offrait une ouverture du diamètre d'une sonde ordinaire, qui s'étendait jusqu'à l'artère iliaque interne du côté droit, qui était elle-même perforée un peu au-dessous de son origine. L'ouverture du vaisseau aurait pu admettre une plume d'oie ; trois autres piqûres existaient à travers l'utérus, dans une direction à peu près semblable. Toutes les quatre avaient leur point de départ au col de l'utérus, de sorte qu'un stylet, introduit dans le vagin, en suivait très aisément le trajet. Malgré leur multiciplité, aucune de ces ponctions n'avait atteint l'œuf. Les membranes étaient intactes, ainsi que le fœtus.

Observation VIII. — Fredet (*Bulletin de la Soc. anatomique de Paris*, 1867).

Cécile K...., âgée de trente-trois ans, est apportée à l'hôpital Beaujon, dans le service de M. Fremy, salle Sainte-Monique, numéro 1, le 24 mars 1867. Une sage-femme l'accompagne et nous raconte que cette malade a fait un avortement il y a deux jours, étant enceinte de cinq mois. Après l'issue du fœtus mort, l'extraction du placenta fut des plus difficiles et on ne put l'obtenir en entier.

A son arrivée chez la sage-femme, Cécile K... présentait déjà, nous assure-t-on, des symptômes graves : altération des traits, fièvre, envies de vomir. Après l'avortement, les symptômes s'aggravent; la sage-femme effrayée fait appeler un médecin de la ville, qui, après avoir pratiqué le toucher, déclare qu'il reste encore une portion du placenta dans l'utérus, et conseillé l'envoi de la malade à l'hôpital.

A son entrée, nous constatons les phénomènes suivants : altération profonde des traits, faciès abdominal; la malade répond avec peine aux questions qu'on lui adresse; la respiration est anxieuse, le pouls petit et fréquent, les extrémités froides, le ventre ballonné et douloureux. Il y a des envies de vomir, en un mot on trouve tous les signes d'une péritonite aiguë.

Une odeur gangréneuse s'exhale du corps de la malade. Au toucher, le col est légèrement entr'ouvert et contient un corps mou, friable entre les doigts quand on essaye de l'amener : on retire l'index chargé de débris placentaires. L'utérus parait cependant revenu sur lui-même, et l'on songe à une péritonite antérieure à l'avortement, avec rétention d'une partie du délivre. L'état de la malade étant désespéré, on croit devoir s'abstenir de toute manœuvre ayant pour but l'extraction de cette portion du placenta que les doigts n'avaient pu retirer. Mort le lendemain.

Autopsie 24 heures après la mort. Le ventre est tendu, météorisé; à l'incision de la paroi abdominale il s'écoule 2 ou 3 litres de pus; on trouve une vive injection de la surface péritonéale, avec fausses membranes floconneuses, faisant adhérer les circonvolutions intestinales entre elles. Enfin, en écartant la masse intestinale, nous apercevons à la partie supérieure de l'utérus une tumeur en forme de champignon, de la grosseur du poing, offrant entièrement l'aspect du placenta.

L'utérus est enlevé avec une portion du vagin et incisé dans sa longueur. Une fois ouvert, on constate à l'orifice externe du col une petite masse placentaire molle, friable, putréfiée (celle-là même que nous avions sentie avec le doigt indicateur), se continuant dans toute la hauteur du col utérin et venant se terminer à la partie supérieure de la matrice par ce même champignon fougueux dont nous parlions plus haut, qui fait hernie dans le ventre par une ouverture de l'organe de la dimension d'une pièce de cinq francs en argent. Cette portion du délivre est constituée principalement par les membranes de l'œuf, contenant des cotylédons placentaires, ramollis et exhalant une odeur de putréfaction très avancée, analogue à celle de la gangrène.

La portion du délivre, qui fait hernie par l'ouverture du fond de l'utérus dans la cavité péritonéale, est comme étranglée par les bords de l'orifice, et il nous a été impossible, en tirant sur la partie libre de l'arrière faix contenu dans la cavité utérine, de le faire passer par l'orifice par où il s'était engagé dans l'abdomen. Les bords de l'ouverture sont ramollis, grisâtres, filamenteux, exhalant une odeur de gangrène avancée. La muqueuse utérine elle-même laisse échapper par le lavage des détritus gangréneux.

Malgré tout notre désir d'expliquer, dans ce cas particulier, la cause de la rupture utérine, il nous est impossible de le déterminer sûrement. Nous avons cherché des renseignements ; ils ont été, comme ils le sont toujours dans de semblables circonstances, ou incomplets ou mensongers. On nous a dit que la femme K... avait pris du seigle ergoté dans un but criminel. La rupture utérine serait-elle due à l'emploi de cet agent ? ou ne serait-elle pas la conséquence d'une manœuvre avec un instrument quelconque, qui, employé par une main inhabile, aurait amené, avec le décollement de l'œuf, une inflammation du fond de l'utérus terminée par la gangrène et finalement par la rupture.

Observation IX. — Tourdes (article avortement au point de vue médico-légal du *Dictionnaire encyclopédique* des sciences médicales, 1867).

Une femme de vingt-deux ans, qui cachait sa grossesse, bien portante le 8 juin, fait deux visites à une sage-femme et meurt tout à coup le 10, à la suite de vomissements, d'une grande faiblesse. L'utérus est perforé à son côté gauche et supérieur; l'ouverture a deux centimètres et demi de diamètre, ses bords sont noirâtres et ramollis; un embryon long de 10 centimètres est couché en travers sur le fond de l'organe, dans la cavité abdominale qui n'offre point de traces de péritonite. La surface interne de l'utérus est tapissée d'un putrilage noirâtre qui comprend la muqueuse et les débris de l'œuf; le tissu de l'organe est ramolli autour de la perforation; le col est dilaté. Etait-ce une gangrène spontanée, une désorganisation produite par un liquide caustique, une inflammation gangréneuse compliquant brusquement une lésion traumatique? La manœuvre abortive semblait indiquée par la marche rapide du mal et par les circonstances de la cause.

Observation X. — Tardieu. (*Etude médico-légale sur l'avortement*. Paris, 1868.)

Une femme, âgée de vingt-huit ans, bien réglée, ayant eu déjà un enfant, devenue clandestinement enceinte, et parvenue à deux mois et demi environ de sa grossesse, recourut d'abord, dans le but de se faire avorter, à l'usage de l'essence de sabine; elle en prit pendant plusieurs jours de suite, en une seule fois de 10 à 40 gouttes, sans éprouver autre chose que quelques tranchées passagères et des nausées non suivies de vomissements. Ces essais étant restés infructueux, elle se décida à se confier à une sage-femme, qui la soumit, à deux reprises, à une opération consistant dans l'introduction d'un stylet profondément porté dans les parties sexuelles à l'aide du spéculum. Cette femme, très explicite dans ses aveux, dit n'avoir éprouvé qu'une sensation de farfouillement et de mouvement désagréable dans la matrice. L'opération ne fut d'ailleurs suivie d'aucun écoulement de sang ou de tout autre liquide; et pendant huit jours il n'y eut d'autres signes, du côté de l'utérus, que des espèces de déchirement qui se faisaient sentir par moment dans le bas ventre et le bassin ; c'est alors qu'une dose d'ergot de seigle détermina le travail et amena rapidement l'expulsion du fœtus, sans autre accident qu'une perte abondante.

Observation XI. — Tardieu. *Etude médico-légale sur l'avortement*. Paris, 1868.

Une sage-femme a été condamnée, par la cour d'assises de la Seine dans les circonstances suivantes :

Une fille de la campagne, voulant faire disparaître une grossesse parvenue à près de cinq mois, était venue trouver une de ses amies, qui lui donna le conseil de faire ce qu'elle avait fait elle-même, c'est-à-dire de se faire *décrocher* son enfant, l'assurant qu'on ne souffrait pas. Elle l'avait, à cet effet, conduite chez une sage-femme. L'opération fut remise à huit jours, parce que la fille n'avait pas d'argent. En ayant rapporté de son pays, elle se rendit de nouveau chez la sage-femme, à laquelle, dans l'espace de quelques jours, elle fit plusieurs visites. Enfin, à la dernière, celle-ci lui dit que cela allait arriver prochainement ; et, en effet, le sixième ou septième jour les souffrances devinrent plus vives, et l'accouchement eut lieu. L'enfant, qui avait fait quelques mouvements en venant au monde, fut jeté dans la fosse d'aisance. Tous ces faits, dénoncés six semaines après à la justice, furent avoués par la fille qui s'était fait avorter, et qui, mise en jugement avec son amie et la sage-femme, fut condamnée comme elle.

Des perquisitions faites tant dans la fosse d'aisance qu'au domicile de la sage-femme, avaient amené la découverte de plusieurs objets que le magistrat instructeur soumit à notre examen.

En premier lieu, nous avons trouvé plusieurs substances

médicinales, les unes tout à fait insignifiantes et appartenant à la médecine usuelle, telles que de la fleur de sureau, de l'orge, de l'amidon ; les autres, feuilles et tiges d'armoise et d'une espèce de genévrier, plantes actives aromatiques et excitantes, pouvant être employées comme emménagogues, et à ce titre, réputées abortives, bien qu'en réalité tout à fait impuissantes à déterminer l'avortement.

D'un autre côté, nous avons reconnu, parmi les matières extraites de la fosse, des débris provenant d'un fœtus de cinq mois environ, putréfiés et mutilés, dont la tête manquait presque complètement, sans qu'on pût distinguer si la mutilation était le résultat de la décomposition putride, ou de violences directes exercées sur le crâne.

Observation XII. — Tardieu. *Etude médico-légale sur l'avortement.* Paris, 1868.

Une affaire très grave, dans laquelle deux sages-femmes étaient mises en cause avec une jeune fille et son amant, nous a fourni, malgré l'absence du corps de délit, des détails très précis et très dignes d'intérêt, et s'est terminée par la condamnation de l'une et l'autre sage-femme.

Il s'agissait d'une jeune fille âgée de dix-huit ans, enceinte pour la première fois et de trois mois environ, qui, après avoir fait usage d'armoise, d'absinthe et de safran, se soumit à des manœuvres répétées, qu'elle décrit d'une manière fort exacte. Lors de la première visite, la sage-femme la fit rester debout, et lui introduisit dans les parties sexuelles le doigt et un instrument qu'elle ne peut indiquer. Elle éprouva au niveau de l'épigastre une sensation toute particulière de déchirement et de défaillance, sans écoulement de liquide sanguinolent ou autre. Les deux jours qui suivirent, rien ne parut, et aucun symptôme spécial ne fut observé. Alors une seconde opération fut faite de la même manière, mais ne causa pas de douleurs. Quelques heures après commença une perte de sang qui dura deux jours, au bout desquels la fausse couche eut lieu avec de fortes coliques.

Depuis cette époque, la perte a persisté avec quelques intervalles de repos ; et au moment de notre visite, un mois après, le 16 novembre 1849, elle dure encore, et s'accompagne de douleurs assez vives dans le bas-ventre. Il existe, en outre, tous les signes de l'anémie la plus prononcée, et les seins laissent suiter du lait.

L'état général de santé de cette fille, et les souffrances particulières dont les organes génitaux sont le siège, présentent des indices d'un avortement, qui peut remonter à un mois environ. Il est d'ailleurs impossible de déterminer d'une manière précise si cet avortement aurait eu lieu naturellement, ou si, au contraire, il aurait été provoqué. Mais il faut reconnaître que les observations faites sur l'état actuel de cette jeune fille concordent fort exactement avec les déclarations et avec le fait d'un avortement provoqué à l'aide de manœuvres directes.

Des perquisitions faites au domicile des accusés amenèrent la saisie d'un paquet de plantes sèches réputées abortives, d'un stylet, de deux aiguilles à tricoter et de deux sondes d'argent, dont l'une des sage-femmes avoue s'être servi pour pratiquer l'avortement.

Observation XIII. — Tardieu. *Etude médico-légale sur l'avortement*, Paris 1868.

J'ai été chargé, par M. le procureur impérial, de procéder à l'autopsie d'une jeune fille âgée de vingt-trois ans, qui, étant enceinte de trois mois, sortit le 19 février à dix heures du matin, rentra à quatre heures hors d'état de prendre part au dîner, se coucha très souffrante pour ne plus se relever ; elle était atteinte d'une péritonite, constatée par le docteur Alix la veille de la mort, qui eut lieu, le 26 du même mois. Cette jeune fille avoua au médecin qu'elle avait été trouver une sage-femme restée inconnue, qui l'avait touchée de manière à la faire avorter, sans qu'elle puisse donner d'autres détails. Nous ne constatons aucune lésion extérieure. La putréfaction est assez avancée. Il n'y a rien à la tête ni à la poitrine.

Il existe une péritonite suraiguë avec épanchement énorme de pus, fausses membranes très épaisses, surtout dans le bassin. La matrice est développée comme à trois mois de grossesse ; le col largement ouvert et ramolli. La surface interne de l'utérus présente des débris de placenta en décomposition. Il n'y a de trace de piqûre ni dans la matrice, ni dans le vagin, ni au col. Rien non plus aux organes de la génération. La membrane hymen est anciennement et complètement détruite.

Il est certain que cette jeune fille a succombé à une péritonite suraiguë.

Cette inflammation a eu son point de départ dans les organes génitaux, qui portent la trace d'un avortement récent.

L'étendue et la nature des désordres dont la matrice est le siège nous portent à penser que l'avortement a été provoqué par des manœuvres directes, qui ont pu d'ailleurs avoir lieu sans laisser de traces apparentes.

Observation XIV. — Tardieu (*Etude médico-légale sur l'avortement*, Paris, 1868).

Je fus chargé de procéder à l'autopsie de la femme S..., décédée après six jours de maladie, après avoir eu des rapports avec une sage-femme que l'on accusait de l'avoir fait avorter. Je constatai les faits suivants : Putréfaction très avancée ; parties génitales externes gonflées, infiltrées de sang ; pas de lésions appréciables ; utérus triple de son volume ; col élargi, non déchiré ; seulement en arrière, à droite, éraillure superficielle avec ecchymose sous jacente ;

pas de piqûre ni plaie apparente; face interne de l'utérus tapissée par les villosités du chorion et une couche de sang altéré; tissu de l'utérus ramolli et enflammé; pas de péritonite; exhalation de sérosité sanguinolente dans le petit bassin; viscères abdominaux sains; estomac vide, sans lésion; poumons exsangues; cœur vide dans ses quatre cavités; rien de notable du côté de la tête.

De ce qui précède, je conclus que la mort de la femme S... est le résultat d'une métrite aiguë produite par un accouchement prématuré.

Le fœtus, qui a été récemment expulsé, et que je ne retrouve pas, pouvait être parvenu au troisième mois environ de la vie intra-utérine.

Je n'ai pas aperçu de traces appréciables de piqûres ou de déchirures à la surface ou dans l'épaisseur des organes génitaux tant externes qu'internes.

La pâleur générale des organes contenus dans la poitrine et dans l'abdomen me fait présumer qu'il y a eu chez la femme S... des hémorragies abondantes et répétées.

Observation XV. — Tardieu (*Étude médico-légale sur l'avortement*, Paris, 1868).

Marie Schweitzer, âgée de vingt-six ans, enceinte de quatre mois et demi, se rend chez un officier de santé à dix heures du matin, avec toutes les apparences de la meilleure santé. Elle prend le même jour, à quatre heures du soir, un bain; un second le lendemain, à onze heures du matin, et vers deux heures, elle subit une opération tendant à déterminer l'avortement. Elle succombe trente heures après. On trouve à l'autopsie le col de la matrice dilacéré; au fond de l'utérus, une ouverture de quinze ou dix-huit lignes d'étendue dans laquelle sont engagés des débris de placenta. Enfin, dans le péritoine, un vaste épanchement de sang en partie coagulé et des signes d'inflammation commençante.

Observation XVI. — Tardieu. *Etude médico-légale sur l'avortement*, Paris, 1868.

J'ai reçu mission de procéder à l'autopsie d'une fille de dix-huit ans chez laquelle j'ai trouvé les désordres suivants :

Putréfaction avancée, principalement sur le ventre. Pas de traces extérieures de violences.

Ventre très tuméfié. Péritonite. Epiploons très injectés, noirâtres. Fausses membranes. Epanchement sanieux dans le bassin. Estomac contenant du sang décomposé. Pas d'inflammation intestinale.

Matrice grosse comme la tête d'un fœtus de six à sept mois; sanie très fétide accumulée dans sa cavité. Col ramolli, tuméfié, verdâtre. Vers l'angle gauche de l'orifice, déchirure qui se prolonge jusque dans l'épaisseur du col et jusqu'au corps de l'organe. Intérieur de la cavité enflammé à un moindre degré que le col; débris de placenta au fond. Lait aux seins.

Poumons très congestionnés. Ramollissement putride.

En résumé, cette femme avait succombé à une métro-péritonite suraiguë, suite d'un avortement.

L'existence d'une déchirure au col et la violence de l'inflammation beaucoup plus grande dans le col que dans le corps, démontraient d'une manière presque certaine que l'avortement avait été provoqué par des manœuvres directes, et notamment par une piqûre faite à la matrice.

La grossesse de la fille M... pouvait être parvenue au troisième ou quatrième mois, et l'avortement pouvait remonter à dix ou quinze jours au plus.

Observation XVII. — Tardieu. *Etude médico-légale sur l'avortement*, Paris, 1868.

Une sage-femme de Paris a été traduite devant la Cour d'assises de la Seine et condamnée dans les circonstances suivantes :

La jeune O... M... passait pour avoir des mœurs relachées. Au mois de janvier, le bruit de sa grossesse se répandit dans le village. Le 9 février, elle se rendit à Paris à l'insu de sa mère. Dès le lendemain, elle écrivait à sa sœur qu'elle était malade, et elle la priait de lui envoyer des vêtements sous un nom supposé. Le 12, au soir, O... revenait, elle avait l'air souffrant. Dès le lendemain, elle était prise d'une hémorragie considérable suivie d'une fausse couche, et elle se délivrait d'un fœtus de trois ou quatre mois. Bientôt les accidents devenaient plus graves, et, malgré les soins du médecin, la jeune fille périssait d'hémorragie, le 18 février, au bout de six jours de maladie. Près de ses derniers moments, elle se décida à révéler à sa mère et au médecin les causes de son mal, qui n'étaient pas douteuses pour un homme de l'art.

Le 9 février, O... était allée à Paris; la fille M... l'avait conduite chez une sage-femme qui, pour 100 francs, avait consenti à l'opérer. Cette femme lui avait introduit dans les parties génitales un instrument qui lui avait causé une vive douleur ; elle lui avait ensuite ordonné une longue promenade suivie d'un bain chaud.

L'autopsie du cadavre de la victime a fait retrouver les traces de cette opération; les médecins ont constaté deux déchirures dans le trajet du col de l'utérus, c'est-à-dire des traces du passage d'un instrument vulnérant dirigé dans la cavité utérine.

Dès lors, il était certain que des manœuvres et violences abortives avaient été pratiquées sur la personne d'O... M..., et que les blessures résultant de ces violences avaient occasionné, par l'hémorragie, la mort de cette jeune fille.

Observation XVIII. — Tardieu. *Etude médico-légale sur l'avortement*, Paris, 1868.

Froriep rapporte l'histoire d'une femme qui s'étant introduit une aiguille dans la matrice, afin de se faire avorter, ne put retirer cet instrument. Au bout de quelques semaines, un abcès se forma dans la région de l'aine, et donna issue à ce corps étranger, dont la femme fut ainsi délivrée sans accidents sérieux. Ce fait, si heureusement terminé, peut être, malgré le résultat différent, rapproché de celui qui est relaté dans l'observation VII.

Observation XIX. — Norman Chevers (*A manual of medical Jurisprudence for India*, p. 477, 1870).

Le Dr Wise, chirurgien civil de Dacca, a observé le cas suivant de rupture de l'utérus par coup de pied.

La femme Hoormut fut gravement battue par son mari dans la matinée ; il la laissa au lit, très faible et elle mourut le soir même.

Les témoignages étaient très contradictoires ; mais ce que nous venons de dire est le résumé de la déposition faite par son beau-frère.

L'autopsie ne révèle aucune marque de violences ; on constate un épanchement sanguin dans les muscles abdominaux au-dessus du pubis. Une énorme quantité de sang fluide est épanchée dans la cavité péritonéale. Une rupture du fond de l'utérus fut la seule lésion interne découverte. A travers la déchirure, les membranes d'un fœtus d'un à trois mois faisaient saillie. Il n'y avait aucune trace de violences dans le vagin, ni au col utérin. Le foie, la rate et les intestins étaient sains. L'estomac contenait les restes d'un repas composé de riz digéré en partie.

OBSERVATION XX. – Bryan (C. F.) et Franklin (G. C.) (Lancet, Lond. ; 1876, ii 1870).

La mort est attribuée d'abord à une péritonite aiguë d'origine infectieuse. Mais, par suite de circonstances spéciales, le médecin se trouve mis sur la piste d'un crime. Le coroner averti ordonne l'autopsie.

*Autopsie*, — Le corps est celui d'une femme bien conformée. Les parois abdominales sont décolorées et on observe une distension bien marquée.

A l'ouverture du cadavre, signes de péritonite généralisée, adhérences intestinales surtout au niveau du fond de l'utérus et de la fosse iliaque droite ; ces adhérences sont plus ou moins étendues et affectent des rapports plus ou moins intimes avec les parois abdominales. La cavité péritonéale renferme environ deux pintes d'un liquide fétide, assez analogue au pus. Les intestins sont détachés avec précaution et enlevés de la fosse iliaque. L'utérus, les ovaires, la vessie, le rectum bien nettoyés, sont examinés en place.

La face antérieure de la vessie est plane et brillante. Le fond de l'utérus occupe sa position normale. L'ensemble de sa surface péritonéale est également poli, nacré, un peu pâle. Sur le sommet ou à peu près, un peu à droite de la ligne médiane et à la face postérieure, on remarque une tache d'un rouge vif et très vasculaire, ayant à peu près les dimensions d'une demi-couronne.

Cette tache était d'autant plus apparente qu'elle tranchait mieux sur la surface décolorée et pâle du péritoine avoisinant. Elle devint encore plus distincte grâce aux précautions que nous prîmes de bien essuyer le fond de l'organe et d'enlever en totalité le liquide inflammatoire épanché.

L'ovaire droit et le ligament large du même côté avaient contracté des adhérences plus ou moins nettes. Cet ovaire était tuméfié, rouge, vasculaire ; celui du côté gauche paraissait sain. Le cul de sac recto-utérin était plein de pus et de sérosité ; il n'y avait rien autre chose d'anormal. Le cul de sac et la séreuse rectale étaient polis et brillants. L'intestin était divisé selon une courbe semi-lunaire.

Tous les organes du petit bassin sont enlevés en masse pour être l'objet d'un examen plus détaillé.

La plaie siégeait très exactement à un pouce et demi du fond, très peu à droite de la ligne médiane. On en voyait nettement une seconde, située à gauche et un peu au-dessous de la première, de couleur noire, plutôt longue que large et paraissant de date plus récente. Tout à fait sur la face postérieure de l'organe, juste sur la ligne médiane et à la hauteur du cul-de-sac de Douglas, siégeait une troisième perforation. Comme la seconde, elle était noire, parallèle au grand axe de l'utérus, un peu en forme de croissant. Elle se trouvait à 5 centimètres au-dessous de la première que nous avons décrite et mesurait environ un centimètre de longueur.

L'utérus, exactement mesuré, avait six pouces de longueur soit 16 centimètres 2 (0,27 × 6 = 16,2). Son diamètre le plus large pris à un pouce du fond, avait quatre pouces et demi de long, soit 12 centimètres (0,27 × 4,5 = 12,05). Une sonde pénétrait à l'intérieur sur une profondeur d'environ cinq pouces, soit 13 centimètres et demi (0,27 × 5 = 13,5).

La vessie fut ouverte par une incision parallèle à sa face antérieure. Elle était saine.

Le vagin fut également ouvert par sa partie antérieure, mais un peu à droite de la ligne médiane. Sa longueur était exactement de cinq pouces ou 13 centimètres et demi. La muqueuse vaginale était rouge, tuméfiée, en état de décomposition avancée au voisinage des grandes lèvres, mais ne présentait pas traces de déchirure.

Le col utérin était plus ramolli qu'il ne l'est à l'état normal, grisâtre ; il présentait des lèvres irrégulières. L'orifice externe permettait le passage d'un doigt.

L'utérus fut ouvert lui aussi par sa face antérieure et toujours un peu à droite du plan médian. La muqueuse cervicale était irrégulière, gangréneuse, mais ne présentait pas non plus de déchirures.

La cavité du corps contenait une quantité considérable de sang caillé et granuleux. Immédiatement au-dessus de l'orifice interne, sur la face postérieure de l'organe, on remarquait une déchirure de la muqueuse correspondant à la troisième des perforations que nous avons signalées tou à l'heure, à la face externe de l'organe. Il n'y avait absolument aucune trace de lésion à la partie correspondant aux deux autres plaies externes. Cette cavité utérine était enfin très petite.

Aucun autre organe ne fut examiné.

D'après les apparences, nul doute que la paroi postérieure de l'utérus n'ait été atteinte dans des manœuvres exécutées en vue de provoquer l'avortement.

Une amie de la victime donna ce témoignage en présence du juge. La morte lui aurait raconté « *que l'homme lui « avait introduit la main dans le ventre et qu'alors Dieu seul « et elle ont pu savoir ce qu'elle avait souffert* ». On a dit que la malheureuse s'était rendue chez cet homme, qu'elle était ensuite revenue chez elle et que l'avortement avait eu lieu huit ou dix jours après. Dans le cas présent, il est bien probable que la femme a pu accomplir ce trajet d'un quart de mille, malgré ses blessures, car elles étaient très certainement presque fermées, et n'ont pu, par cela même, donner que très peu de sang. La péritonite consécutive a dû se déclarer peu de temps après et la malheureuse succomba au bout de cinq jours.

Le diagnostic de la nature de ces blessures a été certainement facilité par la décomposition du sang entre les lèvres des plaies. Il était tout à fait noir et il se mit à couler de nouveau d'une des plaies dès qu'elle fut essuyée. J'en conclus que ces blessures étaient d'origine vitale et n'avaient dû précéder la mort que de bien peu de temps.

En supposant que l'intention de l'opérateur ait été de perforer les membranes, il dirigea mal son instrument dans le cas présent. Au lieu de suivre l'axe incurvé de l'utérus, il traversa bien le col sans accidents, mais il vint produire, au niveau du promontoire, la première perforation. Quant aux deux autres blessures situées plus haut, elles reconnaissent évidemment pour cause des manœuvres réitérées, pratiquées dans le but de déchirer les membranes. Elles ont du s'accompagner très probablement de lésions du placenta ; moins sûrement, de lésions du fœtus.

Observation XXI Gallard. — (*Ann. d'hyg. publ.*, 3 s., t. 1., p. 358-362) 1879.

La fille P..., âgée de 26 ans, domestique chez un sieur A... avec qui elle avait des relations intimes, a cessé d'être réglée depuis le mois de juin ou de juillet. Se croyant enceinte, elle fait part de ses craintes à son maître, qui entreprend d'abord de la faire avorter en lui donnant à boire de l'infusion de rue et de sabine, qu'il a en grande quantité à sa disposition, car il se livre empiriquement, et sans aucun titre légal, à la pratique de l'art vétérinaire. Ces breuvages n'ayant eu aucun effet, il emploie la même infusion en injections sans plus de résultat, après quoi il adresse la fille P..., à un pharmacien de ses amis, chez qui elle se rend le 10 septembre.

Elle raconte qu'après l'avoir fait déjeuner avec lui, le pharmacien l'aurait fait monter dans une chambre, où après l'avoir placée sur le bord d'un lit, les jambes écartées et les pieds appuyés sur deux chaises, il aurait introduit dans ses organes génitaux, d'abord un spéculum en gutta-percha, puis, à travers ce spéculum, une canule longue et effilée adaptée à un irrigateur rempli d'un liquide ressemblant à de l'eau, et que faisant marcher l'instrument il aurait injecté ce liquide dans la matrice.

La fille P... décrit avec beaucoup de précision tous les détails de cette opération, ainsi que les instruments qui ont servi à la pratiquer : l'irrigateur bien différent de la seringue ordinaire, la canule effilée et pointue ne ressemblant pas à la canule à bout olivaire et percée de plusieurs trous des injections olivaires. Enfin, cette fille, qui en fait d'injections n'avait fait jusque-là que celles d'infusion de rue et de sabine qui lui avaient été administrées par son maître le sieur A..., a éprouvé une sensation toute différente lorsque le pharmacien B... a fait marcher son instrument. Cette fois le liquide n'est pas ressorti tout de suite, et elle dit avoir bien senti qu'il lui pénétrait jusque dans le corps.

Quelques instants après ces manœuvres elle se met en route pour regagner à pied son domicile qui est assez éloigné. Mais elle ne tarde pas à se sentir mouillée; elle perd en assez grande abondance par les parties génitales, non du sang mais des eaux; puis elle est prise de défaillance et obligée de s'arrêter à diverses reprises sur le bord de la route, où elle est recueillie par une voiture qui la ramène chez elle, où elle se couche en proie à de vives douleurs. Elle perd alors du sang et les douleurs deviennent de plus en plus vives et surtout plus rapprochées; elle avorte à 4 heures du matin. Le fœtus qu'elle dit avoir alors expulsé n'a pas été retrouvé.

La justice ne fut mise en éveil que quinze jours après et ce n'est que le 24 septembre que le Dr Chabenat procéda aux constatations médico-légales.

L'état de la malade était grave car elle se trouvait profondément anémiée par une métrorragie qui durait depuis quinze jours. La cause de cette métrorragie ne pouvait être douteuse, car les seins tuméfiés, ayant une large aréole noirâtre couverte de tubercules de Montgomery, laissaient sourdre un liquide lactescent par la pression; car la peau de l'abdomen présentait sur sa partie médiane une ligne brune remontant depuis le pubis jusqu'à l'ombilic, *sans trace de vergetures*; car l'utérus, sans remonter jusqu'au pubis, était plus volumineux qu'à l'état normal, sinon, avait son col entr'ouvert et laissait passer à travers son orifice, dilaté et dilatable, un corps arrondi, mou, spongieux, qui se détacha ultérieurement et que l'examen microscopique montra être un débris de placenta.

La vulve n'était ni déformée, ni déchirée; les grandes lèvres n'étaient pas tuméfiées; le périnée absolument intact ne présentait pas la moindre éraillure.

La fille P... avait donc été réellement enceinte; elle avait fait une fausse couche toute récente qui n'était même pas encore terminée lorsque M. le Dr Chabenat fut appelé à l'examiner. Cette fausse couche correspondait enfin à une grossesse plus avancée, ne devant pas avoir dépassé le quatrième mois

De l'étude attentive des documents qui nous ont été communiqués et que nous avons dû considérer comme contenant l'expression exacte de la réalité, nous pouvons conclure :

I. La fille P... qui n'avait jamais eu antérieurement d'accouchement à terme ou près du terme, a fait un avortement au commencement du mois de septembre.

II. Sa grossesse était alors fort peu avancée et ne datait pas de plus de trois ou quatre mois.

III. Son avortement date du jour où elle a été ramenée chez elle en voiture ayant une perte de sang qui s'est prolongée ensuite pendant plusieurs semaines et à laquelle elle a failli succomber.

IV. Cet avortement ne s'explique par aucune cause naturelle.

V. Il ne s'explique pas davantage par l'action des breuvages ou des injections qui lui auraient été administrées chez elle.

VI. Il s'explique parfaitement, au contraire, par l'action des manœuvres directes auxquelles elle dit avoir été soumise pendant la journée du 10 septembre.

Observation XXII. — Henry Coutagne (*Lyon médical*, 1882)

Une fille de vingt et un ans, mourait à Lyon, le 23 juin 1881, dans des circonstances suspectes. Deux jours avant, cette fille, enceinte de trois mois, sort de chez elle, le matin à 7 heures, très bien portante, se chargeant de plusieurs commissions et annonçant qu'elle se rend chez la sage-femme qui doit la faire avorter. Une heure après, au domicile de la sage-femme, on doit la coucher dans un lit dressé à la hâte et elle paraît sérieusement malade. Du seigle ergoté est administré, l'état s'aggrave, et quand un docteur est appelé, le lendemain, à neuf heures du soir, il constate que la jeune fille est à toute extrémité et présente l'ensemble des signes qui caractérisent la péritonite suraiguë. La mort arrive le 22, à cinq heures du matin, environ vingt-deux heures après le début des accidents.

L'inhumation est faite le 24, et l'autopsie pratiquée le 29 du même mois.

On trouve dans le ventre tous les signes d'une péritonite commençante. Dans la cavité pelvienne, un épanchement séro-sanguinolent qu'on peut évaluer d'un verre et demi, entoure une tumeur qui n'est autre chose qu'un fœtus (pesant 36 grammes, long de 15 centimètres), relié par un cordon intact à un placenta de 12 grammes et demi, également entier. L'utérus a les dimensions d'un utérus gravide. « Son « fond a complètement disparu entre les deux insertions « tubaires pour faire place à une vaste solution de continuité « dont les bords, uniformément frangés, sont constitués par « un tissu musculaire aminci comme s'il avait été étiré « avant son éclatement ». Voici les conclusions du rapport :

« 1° Marie M... a succombé à une hémorragie et à une « inflammation péritonéale causées par une rupture de « l'utérus à la fin du troisième ou au commencement du « quatrième mois de la grossesse. »

« 2° Il est impossible de préciser avec une certitude « absolue la cause de cette rupture, que rien n'explique ni ne « fait prévoir dans l'histoire pathologique de Marie M..., « jusqu'à l'éclosion des accidents du 21 juin. Une rupture « absolument spontanée est improbable. Nous ne pouvons « admettre, eu égard à l'état des voies génitales et du produit « de conception rapproché du caractère professionnel de « l'inculpée (*brodeuse en ornements d'église*), que cette vaste « perforation ait été l'œuvre directe d'un instrument manié « par la main de la sage-femme. Mais nous sommes tout « disposé à admettre qu'une manœuvre de cette dernière « nature a produit une lésion utérine limitée qui se sera com- « pliquée consécutivement et par irradiation de la rupture du « fond de l'organe. Pour la production de ce dernier accident,

« il y a lieu de faire entrer en ligne de compte, à défaut d'une « altération destructive antérieure, dont la nature nous « échappe, ou concomitamment avec elle, l'administration « dangereuse dans l'espèce du seigle ergoté. »

« 3° Il y a lieu d'estimer que la fille M... a avorté au point « de vue médico-légal, le cours de la grossesse ayant été inter- « rompu prématurément, bien qu'il puisse y avoir de l'incer- « titude si l'on interprétait trop strictement la définition de « Tardieu, qui regarde l'avortement criminel comme constitué « essentiellement par l'expulsion prématurée et provoquée du « produit de la conception. »

« 4° La sage-femme inculpée a fait preuve *au moins* de la « plus grossière impéritie professionnelle en méconnaissant « la gravité des accidents et en attendant deux jours avant de « faire appel à un médecin. »

L'affaire envoyée devant la Chambre des mises en accusation, fut l'objet d'un arrêt de non-lieu provoqué en grande partie par le doute que ces conclusions laissaient sur la cause réelle de la mort.

Observation XXIII. — F. W. Draper. (*The Boston medical and surgical Journal.* Volume CVIII January-June, 1883.)

Minnie A. F., femme mariée, âgée de 23 ans, ne tient aucun compte des obligations et des devoirs que lui impose le mariage. On la trouve morte tout dernièrement dans l'après-midi du 2 juillet 1881, dans une chambre à coucher d'une maison mal famée. Elle y était venue, au milieu de la nuit précédente, accompagnée d'un homme, son amant, et y avait passé la nuit avec lui. L'homme s'en alla le matin la laissant dans la chambre, où elle fut trouvée vivante et au lit, deux heures plus tard, par la gardienne de la maison. A ce moment, l'homme revint dans la chambre et y resta environ cinq minutes. Comme il descendait l'escalier pour sortir, on remarqua qu'il avait la démarche inquiète de quelqu'un qui cherche à éviter d'être vu. Deux heures après, il revenait de nouveau à la maison et pénétrait encore dans la chambre, mais, cette fois, il n'y fit qu'un court séjour, n'y restant que cinq minutes à peine, et il disparut des lieux pour n'y plus revenir.

A six heures et demie du soir, la gardienne de la maison monta pour « *faire la chambre* », croyant n'y trouver personne. La porte n'était pas fermée à clef mais en entrant, elle aperçut le cadavre de la femme étendu sur le lit. La position du corps ne donne aucune indication de violences ou de souffrance. Il est étendu sur le lit, reposant un peu sur côté, les pieds disposés naturellement comme dans le sommeil. Il est recouvert d'un drap et d'une couverture ; comme vêtements : la chemise et les bas. Les parties à découvert (tête et membres supérieurs) sont froides ; les parties garanties par les couvertures ne sont que refroidies et ont conservé un certain degré très appréciable de chaleur animale.

La rigidité cadavérique est complète : il y a exagération de la lividité de la face, du nez et des parties voisines. En tenant compte aussi de l'élévation de la température de cette journée, il est probable que la mort remonte à huit heures environ avant la découverte du cadavre ou, en d'autres termes, coïncide avec la dernière visite de l'homme, le matin.

Le corps fut enlevé pour en faire l'autopsie et rechercher les causes de la mort. Disons de suite, bien que ce soit un peu anticiper, que l'autopsie révéla qu'il pouvait être utile et même nécessaire de trouver l'individu qui avait passé la nuit précédente en compagnie de cette femme. Les détectives chargés de l'affaire ne tardèrent pas à apprendre que le jour même, après sa mort, son amant, alors à plusieurs milles de Boston, avait raconté à un de ses amis qu'il avait tenté le cathétérisme de l'utérus sur Minnie, pour provoquer l'avortement ; et, celui-ci lui ayant demandé comment elle allait, il lui avait répondu : « *Assez bien, je suppose* ». Mais on apprit aussi qu'il avait quitté Boston en toute hâte dans la soirée du 2 juillet, le jour même de la mort. Munis de tant de renseignements, les détectives avaient beau jeu : ils eurent bientôt fait d'arrêter cet amateur d'avortements, dont la vocation ordinaire était celle d'épicier de village. Traduit en justice, jugé et convaincu de son crime il travaille maintenant, selon l'usage, pour le bien de la République.

Naturellement, dans son interrogatoire, il jura de son innocence, protestant qu'il ne connaissait en rien la mort de Minnie ; il l'avait laissée, dit-il, au lit, vivante et bien portante, mais fatiguée cependant d'une chute qu'elle avait faite le jour précédent à Nantakest.

Dans les cas de ce genre, il manque au médecin chargé de l'expertise, bien des faits importants qui peuvent être d'un grand intérêt concernant les circonstances de la mort et les symptômes qui l'ont précédée. L'examen du cadavre, cependant, ne laissa aucun doute sur la cause de la mort et la porte d'entrée qui lui avait été ouverte. Aussi donnerons-nous avec soin tous les détails de l'autopsie.

*Autopsie.* — L'autopsie fut faite le 3 juillet à 10 heures et demie du matin, soit 23 heures après le moment présumé de la mort, le corps ayant été conservé en lieu frais.

L'examen extérieur ne montra aucun signe de violence. On ne trouva de plus aucun des symptômes ordinaires de la grossesse : élargissement de l'abdomen, pigmentation de l'aréole, sécrétion lactée. Ni odeur, ni autres caractères de décomposition cadavérique dans quelque partie interne ou externe du corps que ce soit.

La première incision faite sur le sternum révéla tout à coup la clef du mystère, car au lieu de voir sourdre quelques gouttes de sang, de chaque côté de la lame du couteau, comme c'est l'habitude, ce fut une quantité considérable de petites bulles de sang excessivement fines. Quand le péricarde fut mis à découvert par l'enlèvement du sternum, il devint aussitôt manifeste que la paroi de ce sac, qui est visible dans le médiastin antérieur, était énormément distendue et gonflée. Les cavités droites du cœur étaient distendues également et donnaient aux doigts, à la palpation et à la percussion, une sensation particulière de gaz, au lieu de liquides. Une petite ponction pratiquée à travers la paroi antérieure du ventricule droit vint confirmer cette impression ; on vit d'abord s'échapper un jet d'air suivi aussitôt de bulles de sang pendant que le côté droit du cœur, précédemment distendu, devenait tout à coup flasque et mou. Le ventricule gauche était rétracté et vide. La structure et la texture du cœur étaient normales.

Le sang était noir et liquide *(dark and fluid)*; on ne trouva pas de caillots.

La veine cave inférieure était également distendue par la présence de l'air sur toute sa longueur; la minceur de ses parois rendait la chose d'autant plus visible.

Le poumons étaient légèrement tuméfiés dans toute l'étendue de leur portion postéro-inférieure, de même que les parties voisines, et tous ces organes présentaient un engorgement hypostatique considérable, probablement *post mortem*. Les deux poumons étaient crépitants en tous leurs points.

Les reins pesaient : le droit, six onces et demi ; le gauche, sept onces. Ils étaient injectés : à part cela, ils étaient parfaitement sains, au moins macroscopiquement.

La rate était gonflée et engorgée.

L'estomac et les intestins n'offraient rien d'anormal.

Le foie avait une coloration normale, un volume, un poids et une consistance habituels. Des bulles de sang s'échappaient librement par ses vaisseaux divisés.

Quant aux organes pelviens ils présentaient l'aspect suivant :

L'utérus avait un volume double de celui qu'il a ordinairement, en dehors de la période de gestation. Les veines du plexus utérin et les veines iliaques, spécialement celles du côté gauche étaient manifestement pleines d'air, à la vue et au toucher. La cavité utérine elle-même donnait au palper la sensation d'une couche d'air retenue à l'intérieur, en même temps que quelque chose de solide.

Les organes génitaux externes et le vagin ne portaient aucune trace de violences.

L'orifice utérin admettait l'entrée du bout du petit doigt qui pouvait ainsi passer à travers le canal du col. Juste en dedans de l'orifice externe, la membrane muqueuse était rouge sur une étendue circulaire de deux ou trois lignes.

Quand la section qui avait intéressé le canal du col fut

prolongée le long de la face antérieure du corps de l'utérus, le premier coup de bistouri donné dans la paroi utérine provoqua l'issue d'une bouffée d'air comprimé et emprisonné. Dans l'utérus il y avait un œuf de trois mois enveloppé de ses membranes encore intactes. Le diamètre longitudinal du sac embryonnaire mesurait deux pouces et demi. La surface granuleuse du chorion existait encore avec ses caractères si particuliers. Les touffes du chorion étaient très faiblement adhérentes à la caduque et le plus petit effort suffisait pour séparer les deux membranes. Le placenta qui n'était pas encore mûr et qui avait les dimensions d'un demi dollar en argent, occupait la partie supérieure et postérieure du fond de l'utérus. La plus légère pression donnait la crépitation si caractéristique, signe certain de l'air interposé entre lui et le muscle lui-même.

La coloration de l'utérus et de son contenu était normale, excepté qu'à la partie la plus basse de l'œuf, juste au-dessus de l'orifice interne et en rapport immédiat avec cet orifice il y avait une bande ecchymotique mesurant un demi-pouce de long sur un huitième de pouce de large. A l'extrémité droite et la plus décolorée de cette plaie, il y avait une déchirure de la caduque, s'ouvrant facilement, non pas dans la cavité de l'amnios, qui était restée intacte, mais dans cet espace situé entre la caduque et le chorion, au niveau même du point d'insertion du placenta.

Cette déchirure qui n'a pas été mesurée avec soin devait avoir approximativement un pouce dans une direction et un demi-pouce dans une autre, ces deux directions étant perpendiculaires. Il devenait dès lors évident que quelque instrument, tel qu'un cathéter, par exemple, avait glissé sur les membranes embryonnaires en y produisant une plaie; de plus, au lieu de déchirer ces membranes et de provoquer l'écoulement du liquide amniotique, il avait dévié et déchiré les couches de la caduque. Bien qu'aucune séparation distincte du placenta et des surfaces adjacentes ne fut démontrée, il semblait que la paroi utérine, au point d'insertion du placenta était beaucoup plus rouge que partout ailleurs. La section de la surface de l'utérus montrait les nombreux orifices des sinus intéressés par la coupe.

A part une très légère injection des vaisseaux méningés et la présence de bulles d'air dans les veines s'ouvrant dans le grand sinus longitudinal (ce qui aurait parfaitement pu se faire par un tout autre mécanisme que le passage de l'air dans la circulation), le cerveau et ses membranes ne présentaient rien d'anormal.

Observation XXIV. — F. W. Draper. (*The Boston medical and surgical Journal.* — Volume CVII January-June 1883).

Léontine R., J., âgée de 21 ans, célibataire, jouissait d'une bonne santé quand elle mourut subitement chez un médecin dans l'après-midi du 26 octobre 1881, à la suite des circonstances suivantes :

Elle était enceinte de sept ou huit mois, ce qu'elle savait d'ailleurs fort bien ainsi que le docteur qui lui avait annoncé le 28 du mois de juin que la suppression de ses règles, qui avait occasioné sa visite, n'était que l'effet de sa conception : elle en avait même paru satisfaite. Dans la première semaine d'octobre elle avait parlé à sa sœur de sa grossesse, comme devant avoir un dénouement assez rapproché et avait ajouté qu'elle allait pour faire quelque chose et que le docteur allait faire cela. Les deux sœurs vinrent dans le cabinet de ce docteur dans l'après-midi du 26 octobre, comme il avait été convenu. L'homme de l'art emmena la patiente dans une petite chambre où il n'y avait qu'un seul lit destiné aux examens gynécologiques. La sœur resta dans la grande chambre d'à côté et ainsi placée qu'il lui était très difficile de voir ou d'entendre ce qui transpirait. Il ne semble pas que quelque secret particulier ait été demandé par le docteur à sa patiente ; on savait très probablement dans quel but la consultation avait été organisée et, en admettant qu'il n'en fut pas ainsi, il était au moins bien connu que le petit cabinet était isolé et réservé spécialement à l'examen physique des femmes. Aussi tout ce qui s'y passa fut reconnu par les domestiques et tout le personnel de la maison comme parfaitement conforme à la spécialité du docteur. Disons en passant, que c'est là un peu de prévoyance qu'avorteurs et avorteuses trouvent bon, en général, de mettre de leur côté.

Toujours est-il que ce qui se passa dans ce cabinet mystérieux n'est connu que par le récit qu'en fit le docteur devant les tribunaux : on ne saurait y donner toute confiance; les points noirs de la narration peuvent être abandonnés à l'imagination ou à la déduction qui se chargeront de les résoudre. Ce qui suit est la traduction exacte du récit de la défense. « Léontine vint me consulter, n'étant pas bien « portante. Sa sœur était avec elle ; je dus l'emmener dans « mon cabinet de consultation, pendant que sa sœur s'as- « seyait, de l'autre côté, dans un large fauteuil. Je sortis « deux ou trois fois. Léontine était déshabillée quand je « sortis une dernière fois du cabinet. Je ne sais quand elle « en partit, ne lui ayant pas ordonné de retourner chez elle ; « elle se plaignait, en effet, de lassitude et de faiblesse. Je « demandai alors si je pouvais faire un examen. J'entrai « dans la petite chambre, me préparant à l'examiner, mais « je n'avais encore rien fait que je la vis s'évanouir subite- « ment. Cette syncope passée je fis alors l'examen que je « voulais faire et qui n'avait été que retardé par cet accident. « J'introduisis le doigt dans le vagin pour m'assurer de la « position de l'orifice du col, voulant voir s'il n'était « pas le siège d'ulcération. Je ne me servis d'aucun ins- « trument, n'en ayant d'ailleurs d'aucune sorte dans mon « petit cabinet. » Au cours de l'interrogatoire le médecin déclara qu'il avait fait un toucher digital pour voir s'il n'avait pas à redouter un avortement ; il parvint « juste « au niveau de l'orifice utérin, mais il ne put y introduire « son doigt. »

Je dois faire remarquer ici que le compte rendu de cette affaire, donné sous serment, ne ressemble en rien à l'histoire qu'il me raconta quand je le vis immédiatement après la mort de sa patiente. « Il m'avait dit, alors, que Léontine « était venue avec lui dans la petite chambre et qu'elle « s'était assise avec lui sur le bord du lit. Après être restée

« ainsi environ quinze minutes, Léontine jeta subitement « ses mains autour de sa tête et s'affaissa en poussant un « soupir prolongé. Elle eut alors une convulsion avec un « peu d'écume à la bouche et perdit connaissance. A ce « moment il ne voulut pas l'examiner, mais il me déclara « qu'il se contenta de lui poser quelques questions. Ce fut « peine inutile. Dès lors, il songea à lui donner quelques « réconfortants et il lui administra les premiers venus, ceux « qui lui passèrent par la tête. Il versa un mélange d'am- « moniaque et d'eau sur les lèvres de la jeune fille, mais « elle faillit avaler la dose; il plaça ses pieds et ses jambes « dans l'eau chaude; finalement il voulut faire la res- « piration artificielle avec l'aide d'un autre docteur qu'il « avait appelé, mais qui trouva la jeune fille morte à son « arrivée. »

Si imparfait que soit ce récit des faits touchant cette mort, il est encore d'une certaine valeur en ce qu'il nous montre le dénoûment fatal dans toute sa soudaineté.

L'autopsie fut faite dix-huit heures après la mort, le temps étant frais et le cadavre ayant été placé dans une chambre froide, sur une table de marbre. Après la mort, la rigidité cadavérique fut très marquée : il y eut aussi des taches de lividité cadavérique sur certaines parties. Ni odeur, ni autre signe de décomposition, soit à l'extérieur, soit à l'intérieur d'ailleurs les parties les plus profondes de l'abdomen retenaient encore quelque peu de chaleur.

Les yeux étaient fermés; les pupilles qui étaient égales mesuraient trois millimètres de diamètre. Le gonflement du ventre, la réplétion des seins, la forte pigmentation de l'aréole, la présence du lait dans les mamelons, la tumeur ferme de l'abdomen, avec son bord supérieur juste au-dessus de l'ombilic, c'étaient bien là les signes de la grossesse que la patiente avait déclarée. Tout autour de la fourchette, sur le périnée, le long et de chaque côté du périnée, sur les vêtements en rapport immédiat avec ces parties, il y avait des taches de sang.

La première incision pratiquée le long et en avant du sternum fit jaillir des bulles de sang à l'ouverture des vaisseaux divisés.

Quand le sternum fut enlevé, le péricarde apparut très saillant, les bords des poumons étant complètement rétractés à la partie antérieure.

Les cavités du cœur droit étaient énormément distendues ; au toucher elles donnaient une sensation d'élasticité difficile à décrire et, à une pression un peu forte, on obtenait une légère sensation de crépitation.

Quand on fit une petite ponction dans la paroi antérieure du ventricule droit, l'air s'échappa d'un jet et sans aucune odeur appréciable. Les parois de l'oreillette et du ventricule s'étant affaissées, les bulles de sang s'échappaient sous l'influence de la pression extérieure la plus légère. Le ventricule gauche était fortement rétracté et vide. Les veines superficielles du cœur contenaient des colonnes interrompues d'air et de sang. Le volume et la structure du cœur étaient normaux et apportaient aussi une dénégation énergique à la théorie du médecin qui voulait que sa patiente ait succombé à « *une maladie de cœur*. »

Le sang était noir et fluide.

Les poumons étaient le siège d'une hyperhémie portant plus spécialement sur leurs parties postérieure et inférieure. Aucune trace d'ecchymoses sous-pleurales.

La muqueuse bronchique était injectée.

Les reins étaient aussi injectés ; mais, à part cela, ils ne présentaient rien d'anormal.

Le foie étaient sain ; des bulles d'air s'échappaient de ses vaisseaux divisés par une ou plusieurs coupes.

Les veines mésentériques contenaient de l'air en abondance.

La veine cave inférieure contenait très peu de sang, mais paraissait, à la vue et au toucher, ne renfermer que de l'air ou à peu près.

Le cerveau et ses membranes ne présentait rien de remarquable, à part la présence de l'air dans les veines méningées et dans la veine de Gallien.

Deux Observations (résumées). — G. Bayer (*Arch. für Gynækologie.* Band XXI. Heft 1-1883.)

Deux cas de déchirures incomplètes de l'utérus, que l'auteur a recueillis à Stuttgard, montrent l'extrême gravité que peuvent présenter ces déchirures, malgré le peu d'étendue des lésions locales. Il s'agissait dans les deux cas de multipares. La déchirure était longitudinale et occupait le côté droit du cul de sac vaginal et du col jusque vers l'orifice interne. Le péritoine était intact, mais l'introduction d'air et de sang l'avait décollé le long du psoas ; et il formait une poche qui s'étendait dans un cas jusqu'au rein droit. La mort survint, dans un cas, douze heures après l'accouchement. On avait essayé en vain d'appliquer une suture et l'on avait fait le tamponnement du vagin : l'hémorragie n'en continua pas moins dans la poche formée par le péritoine et entraîna la mort de la malade. Dans le deuxième, on avait fait aucune tentative de suture ; la mort survint deux jours après l'accouchement par septicémie.

Le siège de la déchirure du côté droit, et l'étendue considérable du décollement péritonéal constituent une exception dans les faits connus. L'étude anatomique du péritoine pelvien permet de rattacher l'extension du décollement de la séreuse au siège de la lésion du côté droit.

Au point de vue médico-légal, le premier cas (extraction par la version dans un cas de placenta prœvia) aurait pu donner lieu à une accusation de manœuvre violente contre l'opérateur. Dans le second cas (présentation du crâne, accouchement spontané) il ne pouvait être question que d'une déchirure spontanée, et cependant, si le forceps avait été appliqué, le médecin légiste n'aurait pu découvrir aucune cause anatomique capable d'expliquer la déchirure spontanée ; et il eût été amené par exclusion à admettre la déchirure violente.

OBSERVATION XXVII. (résumée) — Maschka. *Viertelj. für gerichtliche Medicin* XLI, p. 265 et XLII. p. 32). — 1883

Maschka relate cinq cas d'avortement par ponction des membranes suivis de mort; le troisième offre un réel intérêt, en ce sens que l'avortement fut suivi de métrite, et que longtemps après seulement, la perforation utérine incomplètement pratiquée par un instrument piquant, se complète en donnant lieu à une péritonite mortelle.

TRENTE-NEUF OBSERVATIONS. (résumées) — Lesser (*Viertelj. für gerichtl. Med.* XLIV, 220). — 1885 (1)

Lesser rapporte onze observations personnelles qu'on peut résumer ainsi au point de vue du nombre et du siège des blessures :

8 fois il y avait des lésions du vagin ;

20 fois il y avait des lésions du col seul ou de celui-ci et de la portion voisine du corps de l'utérus ;

10 fois il y avait des lésions des autres parties du corps utérin ; — soit en tout 38 blessures.

Les lésions vaginales se répartissaient par moitié sur les parois antérieure et postérieure ; 7 occupaient la moitié supérieure, 1 seule la moitié inférieure du conduit.

La paroi antérieure du col était atteinte deux fois, la postérieure douze fois.

Les blessures placées à l'union du col et du corps sié-

(1) N'ayant pu nous procurer le travail de Lesser, nous avons dû nous contenter d'en exposer le résumé, que nous avons trouvé dans la *Revue des Sciences Médicales*, t. XXIX. p. 227 et suiv.; 1887.

geaient en général sur la partie postérieure de l'organe. Quand à celles des portions élevées du corps de l'utérus, elles ne se rencontraient qu'une fois sur la paroi antérieure.

Dans la littérature des vingt dernières années, Lesser n'a pu réunir que 28 faits semblables.

Sur l'ensemble des 39 observations, il existait 37 fois des solutions de continuité du col seul ou de celui-ci et de la portion attenante du corps utérin ; 26 fois des solutions de continuité des autres portions du corps utérin, et 12 fois du vagin. En outre, dans 3 cas il y avait des contusions des culs de sacs vaginaux et dans un, de la muqueuse du col.

Il ressort encore de l'analyse des observations; qui sont suffisamment détaillées, que ni le siége, ni l'étendue des blessures constatées à l'autopsie n'ont d'influence sur la plus ou moins grande rapidité d'expulsion du fœtus. Cette assertion ne parait plus paradoxale dès qu'on réfléchit que les lésions visibles après la mort sont loin de représenter toutes les manœuvres abortives entreprises.

Bien plus, il résulte des 18 observations personnelles à l'auteur, que l'existence ou la non existence de blessures, leur plus ou moins de gravité, n'influent en rien sur la durée de la maladie consécutive aux manœuvres, du moins dans tous les cas où les femmes succombent à l'infection puerpérale dont les manœuvres abortives ont été la cause.

Observation LXVII. — Lacassagne. (*Archives d'anthropologie criminelle et des sciences pénales*, 1889).

La nommée Anne D..., épouse C..., âgée de quarante ans, mourait à Lyon, le 9 avril 1889, dans des circonstances suspectes. L'exhumation fut pratiquée le 27 avril, à 7 heures du matin et le lendemain à 9 heures j'ai procédé à l'autopsie dans mon laboratoire de la Faculté de médecine.

I. — Le cercueil, en bois tendre, a une longueur de 1m90 et porte le numéro 542.

Le corps est vêtu d'un jupon blanc, d'une camisole avec petits festons aux manches, d'un foulard blanc qui soutient la mâchoire, d'un bonnet blanc, de bas de coton.

II. — La taille du sujet est de 1m56. Les cheveux sont abondants et un peu grisonnants. Les yeux à moitié clos. Le globe oculaire est assez bien conservé. Des champignons se trouvent encore près des narines et de la bouche, et de ces ouvertures s'est écoulée une sanie noirâtre. La face est sur le point de se momifier. Il y a de la putréfaction bronzée au cou, sur les côtés du thorax, à la partie supérieure de la poitrine. Rien de spécial aux seins. Les bras, les mains (recouverts de champignons blanchâtres), les membres inférieurs sont pâles, mais non putréfiés.

Quand on écarte les cuisses pour examiner les organes génitaux, une sanie rougeâtre s'écoule du vagin et on voit saillir la paroi supérieure vaginale poussée par les gaz abdominaux.

A la face postérieure, dans le dos, empreinte d'un vésicatoire.

III. — On ouvre les différentes cavités :

*A. Poitrine.* — Quelques adhérences pleurales des poumons à droite et à gauche, au sommet. Les bords antérieurs sont comme anémiés. En arrière, congestion hypostatique.

Il n'existe rien de particulier au cœur.

*B. Abdomen.* — A l'ouverture de celui-ci on voit que le mésentère est rouge, enflammé, purulent. Il y a du pus entre les anses intestinales. La surface péritonéale est aussi couverte de pus ; lorsqu'on soulève le paquet intestinal, on constate la présence dans le petit bassin d'un verre environ de pus mélangé de sang.

L'estomac est vide ; il n'y a que quelques matières fécales dures au commencement de l'S iliaque.

Le foie est putréfié. De même la rate et les reins, qui ne présentent rien autre de particulier à noter.

C. — Le paquet intestinal enlevé, nous examinons les organes génitaux urinaires. La vessie est vide.

Nous constatons sur le fond de l'utérus, en son milieu,

une ouverture à bords assez réguliers, longue de 34 millimètres selon le diamètre transversal de l'utérus, large de 11 millimètres et terminée à droite par une encoche.

La partie antérieure de l'utérus est rouge et noirâtre en certaines parties; sur la paroi postérieure, quelques points noirâtres, comme ecchymotiques, qui peuvent tenir à la putréfaction. L'ovaire et le ligament large du côté gauche sont gros et infiltrés de sang. Sur cet ovaire se trouve un corps jaune en évolution.

Nous ne trouvons rien de particulier à noter à la partie supérieure des cuisses ou à la vulve.

IV. — Nous pratiquons une coupe antéro-postérieure à droite et à gauche de la symphyse pubienne, de façon à enlever en bloc les organes génitaux pour les mieux examiner.

La paroi vaginale supérieure étant sectionnée par une incision longitudinale, nous constatons que le col utérin est gros. Son ouverture, en forme de croissant, mesure 26 millimètres de long, mais ne présente pas de déchirures récentes.

Les dimensions de l'utérus sont les suivantes : le col et le corps réunis mesurent cent dix-huit millimètres environ, soit quarante-quatre millimètres pour le col et soixante-quatorze pour le corps. Le diamètre transversal maximum est de soixante-dix millimètres. L'épaisseur maximum des parois au milieu de l'utérus est de quatorze millimètres. Sur la surface muqueuse nous trouvons des débris de la caduque et de membranes et une sanie rougeâtre.

Autour de l'ouverture du fond de l'utérus, les parois sont plus minces, taillées en biseau aux dépens de la partie interne. Les bords de l'ouverture sont frangés; près des bords, la paroi est si mince en certains points qu'elle est comme transparente.

En résumé, la paroi utérine a été érodée suivant une surface de cône dont la base, correspondant à la muqueuse, a quarante-sept millimètres. Du côté gauche, près et au-dessous de la trompe, nous notons un épaississement en forme de tumeur de la grosseur d'un noyau de cerise. Trois autres tumeurs analogues se trouvent en différents points de la surface interne. Lorsqu'on les incise elles présentent une section nettement ecchymotique : ce sont comme des thrombus. Relevons spécialement ce fait que, quoique nous ayons eu affaire à un utérus en état de gestation, nous n'avons pas trouvé de produit de conception dans l'utérus ni dans l'abdomen.

V. — Après ces constatations nous avons regardé comme inutile l'ouverture de la cavité crânienne.

Il résulte donc de l'autopsie :

1° Que la femme C... a succombé au cinquième jour d'une métro-péritonite ;

2° Que cette femme était enceinte de deux mois et demi environ ;

3° Que le produit de la conception et ses annexes n'ont pas été retrouvés dans les parties génitales ou l'abdomen ;

4° Que le fond de la matrice est le siège d'une perforation.

Il s'agit d'établir si celle-ci est spontanée ou le fait d'une déchirure traumatique.

L'étude du dossier permet de répondre à cette question. Il résulte, en effet, du dire des témoins tous très affirmatifs et de la victime elle-même qui s'exprime ainsi : « *L'accoucheuse, Mme D.... m'a donné une injection et m'a piquée ; elle m'avait dit de la prévenir lorsque je sentirais la piqûre.* » Il résulte encore des interrogatoires de la sage-femme qui varie d'une fois à l'autre dans ses réponses, changeant ainsi son système de défense, que des manœuvres abortives ont été pratiquées et ont causé la perforation de l'utérus dévoilée à l'autopsie.

Mais ce n'est là qu'une déduction purement juridique ; et par ce fait même insuffisante au point de vue scientifique qui doit seul préoccuper le médecin légiste.

Dans le cas qui nous occupe l'état de la perforation, la résistance de l'utérus à la putréfaction, indiquant un organe sain, l'épanchement de produit sanieux dans l'abdomen et enfin la disparition du fœtus et de ses annexes tout parle en faveur d'une perforation provoquée par des manœuvres criminelles et fait absolument rejeter toute idée de rupture spontanée.

*Conclusions.* — 1° La femme C..., est morte au deuxième mois environ de sa grossesse, d'une métro-péritonite.

2° La femme C... a subi des manœuvres abortives qui ont produit l'expulsion du fœtus et de ses annexes. Elles ont en même temps provoqué une déchirure ou une perforation traumatique du fond de l'utérus.

3° Cette perforation traumatique a déterminé la métro-péritonite à laquelle a succombé la femme C...

Observation LXVIII. — Vibert. (*Arch. d'ant. crim.*, sept. 1890, p. 578).

Je désire communiquer à la Société de médecine légale un cas de mort survenu pendant les manœuvres abortives cas qui présente, à mon avis, des particularités importantes pour éveiller l'attention des médecins légistes ; voici ce dont il s'agit :

Une jeune cuisinière disparaissait tout à coup; on fait des recherches et bientôt on la retrouve morte dans un hôpital. Elle avait été amenée morte, par deux femmes, auxquelles on n'avait posé aucune question et qui avaient seulement dit l'avoir ramassée dans la rue.

L'autopsie médico-légale fut faite par moi et je ne trouvai aucune cause de mort. Je constatai seulement qu'il y avait une grossesse de quatre mois, mais aucun commencement de travail, aucune lésion, ni aucun traumatisme des organes génitaux.

Cependant l'instruction avait reconstitué ce qui s'était passé; en voici le résumé :

Cette jeune fille avait résolu de se faire avorter et pour cela elle avait eu recours, par l'intermédiaire d'une amie, à une avorteuse. C'est vers quatre heures de soir, après avoir mangé copieusement à trois heures, qu'elle se livra à l'avorteuse. Je dirai en passant que tous ces détails et ceux qui vont suivre ont été fournis par l'avorteuse et sa complice interrogées séparément, et qui du reste avouent tout ce qui se trouve à leur charge.

Donc, vers quatre heures, les manœuvres abortives commencent : l'avorteuse introduit dans le col utérin la canule d'un petit injecteur en caoutchouc ; tout à coup, au moment où elle allait presser sur la poire, la jeune fille accuse une tendance à la syncope, les phénomènes s'accentuent, et en moins de cinq minutes elle était morte.

Tel est le fait dans toute sa simplicité : en résumé, la seule introduction d'une canule dans le col utérin, sans lésions, sans aucune autre manœuvre, a été la cause unique de la mort. C'est sur ce point surtout que je veux appeler l'attention.

# CONCLUSIONS

—

Notre travail ayant eu pour objet de montrer au médecin légiste la nature essentielle de la lésion type de l'avortement par manœuvres abortives violentes, nous ne saurions mieux terminer qu'en faisant, sous forme de *conclusions*, le résumé comparatif des signes des perforations criminelles et des ruptures spontanées de la matrice.

Si nous cherchons à résumer en une sorte de parallèle les caractères et les signes comparatifs des deux espèces de lésions, nous croyons pouvoir avancer les propositions suivantes :

1° Les perforations par manœuvres abortives se produisent, comme d'ailleurs la plupart des avortements, à une époque peu avancée de la grossesse, époque à laquelle précisément les ruptures spontanées sont, sinon absolument impossibles, au moins d'une excessive rareté ;

2° Si les déchirures de la matrice par manœuvres abortives ont lieu au moment du travail de la délivrance, au terme ou à une époque voisine du terme, elles se présentent dans des conditions de bonne conformation du bassin, d'intégrité du tissu de l'utérus, de liberté des voies que doit parcourir le produit de la conception, de présentation régulière et de dimensions normales de l'enfant, qui excluent la possibilité des ruptures spontanées ;

3° La perforation criminelle ne s'accompagne jamais des désordres extérieurs qui caractérisent les lésions utérines consécutives à des coups, à des chutes, à des blessures accidentelles ou autres qui peuvent atteindre la matrice à travers les parois abdominales ;

4° La perforation de la matrice par un instrument introduit pour provoquer l'avortement, si elle révèle la violence, n'implique pas toujours l'impéritie d'une main non exercée ; la texture de l'organe, modifiée par la gestation, pouvant favoriser la pénétration de l'instrument à travers les parois de l'utérus ;

5° Le moment précis où a lieu la perforation est moins facile à déterminer que celui où se fait la rupture spontanée surtout quand il s'agit d'un avortement pratiqué dans les premiers mois de la grossesse ; les effets immédiats de la blessure de la matrice pouvant se réduire à la douleur, à une hémorragie peu abondante ; et les effets secondaires, c'est-à-dire l'inflammation de la matrice et du péritoine qui se terminera par la mort, pouvant durer plus ou moins longtemps, c'est-à-dire de deux à trois ou huit jours;

6° Les déchirures qui résultent d'un arrachement criminel opéré à la fin de la grossesse et pendant le travail, pourront se révéler, au contraire, de la même manière que la rupture spontanée par l'acuité piquante de la douleur, la syncope, la décomposition des traits, l'hémorragie foudroyante et la mort rapide. Mais tous ces signes pourront faire défaut : on en trouverait un plus constant et non moins caractéristique dans l'interruption du travail commencé et dans l'ascension brusque de la tête du fœtus déjà engagée, qui, du détroit inférieur, peut remonter jusqu'au dessus du détroit supérieur ou même disparaître tout à fait si, comme on le voit souvent, l'enfant a passé dans la cavité du ventre par l'ouverture de la matrice.

7° Les perforations criminelles n'affectent pas, eu égard à leur siège, la constance des ruptures spontanées qui s'observent surtout vers les angles et sur les bords de la matrice ou à l'insertion du vagin sur le col : elles peuvent traverser les parois de l'utérus presque dans tous les points et en atteindre même le fond.

8° L'étendue et les dimensions des perforations produites par les manœuvres abortives n'atteignent pas ordinairement celles qu'offrent les ruptures spontanées ; elles ne présentent pas non plus la même régularié de contour, à moins qu'elles ne constituent des déchirures et des mutilations par arrachement. Elles reproduisent en général assez exactement la forme et les dimensions de l'instrument à l'aide duquel elles ont été faites ; il faut seulement tenir compte de l'agrandissement et de la déformation qu'elles peuvent subir sous l'influence du travail inflammatoire et de la suppuration ulcéreuse qui se développe dans le point où le tissu utérin a été traversé ou déchiré.

9° L'évolution des blessures de l'utérus par manœuvres criminelles est en général assez rapide. Il résulte de l'ensemble des observations que nous avons pu réunir qu'il s'agit le plus souvent de quelques heures; elle n'atteint que rarement la durée de plusieurs jours;

10° La terminaison est presque toujours fatale, leur gravité est, d'ailleurs, d'autant plus grande que les causes d'infection sont plus nombreuses.



---

| LYON | PARIS |
|---|---|
| A. STORCK, Éditeur | G. STEINHEIL, Éditeur |
| 78, Rue de l'Hôtel-de-Ville | 2, Rue Casimir-Delavigne, 2 |


# BIBLIOTHÈQUE

## DE L'ANTHROPOLOGIE CRIMINELLE ET DES SCIENCES PÉNALES

---

1. Von Hofmann, [illegible] — Étude Médico-légale [illegible] ... 1 fr.
2. — Affaire de Tisza-Eszlar ... 1 fr.
3. [illegible] Garraud, *Professeur à la Faculté de Droit* [illegible] — Des attentats [illegible] graphiques et couleurs ... 2 fr.
3 bis. [illegible] Lacassagne, [illegible] — Le Vagabondage et les Vagabonds au point de vue de la médecine légale ... 1 fr. 25
4. [illegible] ... 1 fr.
5. [illegible] ... 1 fr.
6. [illegible] ...
7. [illegible] ...
8. Von Liszt, Prof. de Marbourg. — [illegible] et délits dans l'Empire allemand ...
9. Von Maschka, [illegible] — [illegible] ...
10. Henri Coutagne. — Étude sur les principaux éléments [illegible] de la mort par [illegible] ...
11. Vialatte (Dr A.). — Des [illegible] au point de vue médico-légal ... 3 fr.
12. [illegible] (Dr). — De la [illegible] au point de vue de l'hygiène et de la médecine légale ... 3 fr. 50
13. [illegible], *Professeur à la Faculté de Médecine de Lyon*. — De la [illegible] ... 1 fr.
14. — [illegible] (Dr), [illegible] — Affaire [illegible] ... 2 fr.
15. G. [illegible], *Juge à* [illegible] — [illegible] et pénalités ... 1 fr.
16. [illegible] — [illegible] de plusieurs mois par [illegible] ... 1 fr.
17. A. Bernard, [illegible] — La criminalité à Lyon et dans les départements [illegible] ... 1 fr.
18. [illegible] (Dr L.), *Agrégé à la Faculté de Médecine de Lyon*. — La putréfaction sur [illegible] ... 1 fr. 25
19. Paul Bernard (Dr). — Considérations médico-légales sur [illegible] depuis la naissance jusqu'à l'âge adulte [illegible] ...
20. Paul Bernard (Dr). — Des [illegible] ... 1 fr.
21. A. Lacassagne (Dr), *Professeur à la Faculté de Médecine de Lyon*. — De la submersion expérimentale [illegible] chez les plongeurs ... 1 fr.
22. A. Bournet. — Une mission en Corse, notes d'Anthropologie criminelle ... 1 fr.
23. A. Bournet (Dr). — La Criminalité en Corse ... 1 fr.
24. [illegible] (Dr), *Médecin de la Marine*. — Criminalité et Médecine judiciaire en Cochinchine ... 2 fr. 50
25. [illegible] (Dr), *Agrégé à la Faculté de Lyon*. — De l'oreille au point de vue anthropologique et médico-légal [illegible] ... 2 fr.
26. Louis [illegible] (Dr). — Du dépeçage criminel au point de vue anthropologique et médico-légal. [illegible] Lacassagne (*1 planche en phototypie*) ... 5 fr.
27. Louis [illegible] (Dr), *Médecin de la Marine*. — Contribution à l'étude clinique et médico-légale des contusions et ruptures du foie ... 2 fr. 50

28. P. Le Mercier (Dr), *Médecin de Morgue.* — De l'empoisonnement par la strychnine en médecine judiciaire ........ 3 fr. »

29. S. Chardon (Dr). — Des blessures du cœur au point de vue médico-judiciaire. 2 fr. »

30. Ladame (Dr), *Privat docent à l'Université de Genève.* — L'hypnotisme et la médecine légale ........ 2 fr. 50

31. Lacassagne (A.), *Professeur de médecine légale à la Faculté de Médecine de Lyon,* et Hugounenq, *Agrégé à la Faculté de Médecine de Lyon.* — Du Cyanure de Potassium au point de vue médico-légal et toxicologique. 1 fr. »

32. Grand-Clément (Dr). — Les blessures de l'œil au double point de vue des expertises judiciaires et de la pratique médicale. *(Planche en couleurs)* 3 fr. »

33. Bertillon (A.), *Chef du Service d'identification à la Préfecture de Police.* — Les signalements anthropométriques ; méthode nouvelle de détermination de l'identité individuelle ........ 1 fr. »

34. » Fonctionnement du service des signalements anthropométriques *(épuisé).*

35. Abadane, *Avocat à Constantinople.* — Le barreau français et la criminologie positive *(épuisé)* ........

36. Augagneur, *Agrégé à la Faculté de Médecine de Lyon.* — La prostitution des filles insoumises *(avec graphiques)* ........ 1 fr. 50

37. Max Simon (Dr), *Médecin en chef de l'Asile de Bron.* — Les écrits et dessins des aliénés *(27 fac-simi.)* ........ 3 fr. »

38. Henry Coutagne (Dr), *Chef des travaux de Médecine légale à la Faculté de Médecine de Lyon.* — La Folie au point de vue judiciaire et administratif. *(Leçons faites à la Faculté de droit de Lyon)* ........ 3 fr. 50

39. A. Rocher et B. Pauly (Drs). — Études sur le bandit corse Rocchini. Son exécution à Sartène *(Portrait et autographe) (épuisé)* ........

40. Gautier (E.). — Le monde des Prisons *(Notes d'un témoin) (épuisé)* ........

41. Laurent (Dr). — Les dégénérés dans les prisons ........ 1 fr. »

42. F. Renaut (Dr). — Examen des balles déformées dans les tissus *(Pl. et dess.)* 3 fr. »

43. Julia (Dr). — De l'oreille au point de vue anthrop. et médico-légal *(12 fig.)*. 3 fr. »

44. Étienne Rollet (Dr). — De la Mensuration des os longs des membres dans ses rapports avec l'anthropologie, la clinique et la médecine judiciaire 3 fr. »

45. Ferri (Enrico), *Député au Parlement italien.* — Variations thermométriques et criminalité ........ 1 fr. »

46. Frigerio (Dr L.), *Directeur de l'Asile d'aliénés d'Alexandrie (Italie).* — L'oreille externe, étude d'anthropologie criminelle *(18 figures)* ........ 2 fr. »

47. Alimena (D.-B.), *Professeur à l'Université de Naples.* — Le projet du nouveau Code pénal italien (Zanardelli) ........ 1 fr. 50

48. Joly (H.). — Les lectures dans les prisons de la Seine ........ 1 fr. »

49. Bessiet (Dr Georges). — De l'empoisonnement criminel en général ........ 3 fr. »

50. Georg. Marduel (Dr). — Du Cyanure de potassium en médecine judiciaire... 3 fr. »

51. Alongi, *Direct. de la Colonie de Favignana.* — Le domicile forcé en Italie. 1 fr. »

52. André Frécon (Dr). — Des empreintes en général et de leur application dans la pratique de la médecine judiciaire *(14 figures dans le texte)*.. 3 fr. »

53. A. Lacassagne. — Des effets de la baïonnette du fusil Lebel ........ 1 fr.

54. Bertholon (Dr). — Anthropologie criminelle des Tunisiens musulmans... 1 fr. 50

55. J. Basset (Dr). — Étude médico-légale sur l'empoisonnement par l'aconitine. 3 fr. »

56. M. Lannois (Dr). — *Agrégé à la Faculté de médecine de Lyon, médecin des hôpitaux.* — La surdi-mutité et les sourds-muets devant la loi........ 1 fr. 50

57. L. Alamartine (Dr). — *Étude clinique et médico-légale sur les troubles nerveux consécutifs aux traumatismes* ........ 3 fr. »

58. A. Lacassagne. — Des ruptures de la matrice consécutives à des manœuvres abortives ........ 1 fr. »

59. A. Mathieu (Dr). — Essais sur les indications séméiologiques qu'on peut tirer de la forme des écrits des épileptiques *(avec 11 pl. hors texte)* ........ 3 fr. 50

60. Paul Bernard (Dr). — De l'origine cardiaque de la mort subite ........ 1 fr. »

61. Dr Maurice Benedikt, *Professeur à l'Université de Vienne.* — Étude métrique du crâne de Charlotte Corday ........ 1 fr. »

62. Dr Lacassagne. — L'affaire du Père Bérard *(avec une planche)*........ 1 fr. 50

63. Henri Joly. — Le IVe Congrès pénitentiaire international de St-Pétersbourg en 1890 ........ 1 fr. »

64. — L'Anthropométrie judiciaire à Paris en 1889 *(4 planches)* ........ 1 fr. 50

65. Bernardino Alimena. — La législation comparée dans ses rapports avec l'anthropologie, l'ethnographie et l'histoire ........ 1 fr. »

www.ingramcontent.com/pod-product-compliance
Ingram Content Group UK Ltd.
Pitfield, Milton Keynes, MK11 3LW, UK
UKHW020338180726
13839UKWH00002B/789